陈治恒

川派中医药名家系列丛书

杨殿兴 主编

中国中医药出版社
· 北 京 ·

图书在版编目（CIP）数据

川派中医药名家系列丛书.陈治恒 / 杨殿兴主编.—北京：中国中医药
出版社，2018.12（2021.5 重印）

ISBN 978 - 7 - 5132 - 4148 - 9

Ⅰ.①川…　Ⅱ.①杨…　Ⅲ.①陈治恒—生平事迹　②中医临床—经
验—中国—现代　Ⅳ.① K826.2　② R249.7

中国版本图书馆 CIP 数据核字（2017）第 076231 号

中国中医药出版社出版

北京经济技术开发区科创十三街 31 号院二区 8 号楼

邮政编码　100176

传真　010-64405721

廊坊市祥丰印刷有限公司印刷

各地新华书店经销

开本 710×1000　1/16　印张 10.5　彩插 0.5　字数 172 千字

2018 年 12 月第 1 版　2021 年 5 月第 2 次印刷

书号　ISBN 978 - 7 - 5132 - 4148- 9

定价　49.00 元

网址　www.cptcm.com

社 长 热 线　010-64405720

购 书 热 线　010-89535836

维 权 打 假　010-64405753

微信服务号　zgzyycbs

微商城网址　https://kdt.im/LIdUGr

官 方 微 博　http://e.weibo.com/cptcm

天猫旗舰店网址　https://zgzyycbs.tmall.com

如有印装质量问题请与本社出版部联系（010-64405510）

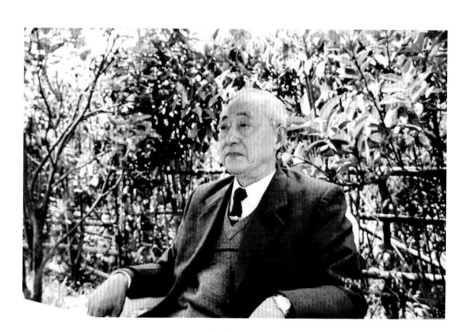

陈治恒教授

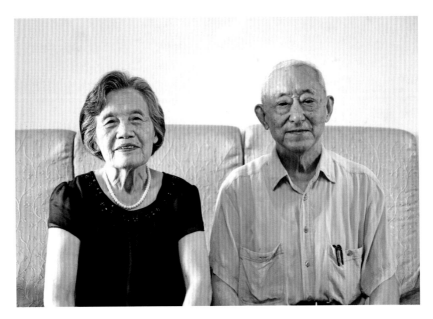

陈治恒教授夫妇合影

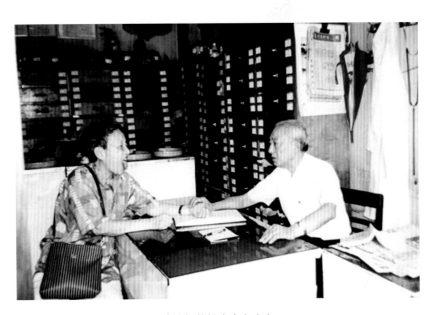

陈治恒教授为患者诊病

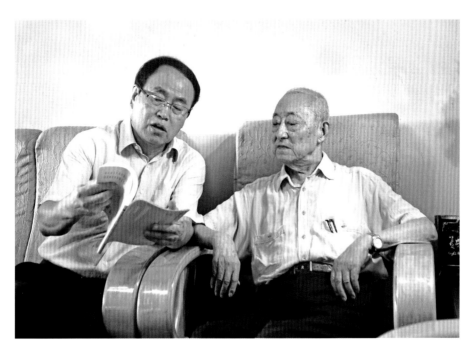

师徒（右为陈治恒教授，左为杨殿兴）研讨学术问题

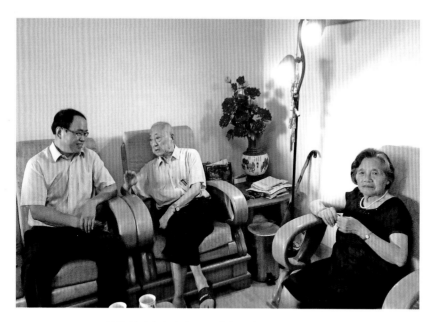

杨殿兴（左）与师父（中）、师母（右）交谈

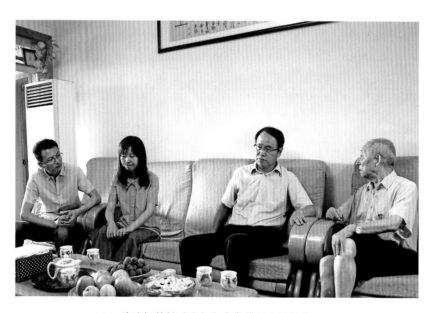

陈治恒教授（右）与本书编写人员畅谈

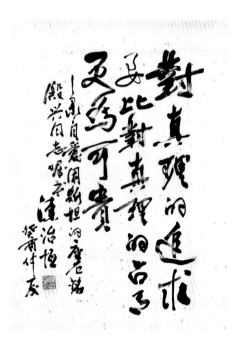

陈治恒教授书法

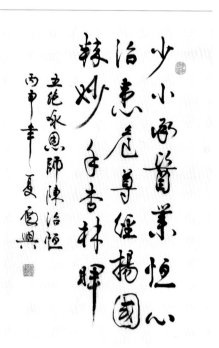

杨殿兴书法咏恩师陈治恒教授

弘道正脉

总序————————加强文化建设，唱响川派中医

四川，雄居我国西南，古称巴蜀，成都平原自古就有天府之国的美誉，天府之土，沃野千里，物华天宝，人杰地灵。

四川号称"中医之乡、中药之库"，巴蜀自古出名医、产中药，据历史文献记载，自汉代至明清，见诸文献记载的四川医家有1000余人，川派中医药影响医坛2000多年，历久弥新；川产道地药材享誉国内外，业内素有"无川（药）不成方"的赞誉。

医派纷呈　源远流长

经过特殊的自然、社会、文化的长期浸润和积淀，四川历朝历代名医辈出，学术繁荣，医派纷呈，源远流长。

汉代以涪翁、程高、郭玉为代表的四川医家，奠定了古蜀针灸学派。郭玉为涪翁弟子，曾任汉代太医丞。涪翁为四川绵阳人，曾撰著《针经》，开巴蜀针灸先河，影响深远。1993年，在四川绵阳双包山汉墓出土了最早的汉代针灸经脉漆人；2013年，在成都老官山再次出土了汉代针灸漆人和920支医简，带有"心""肺"等线刻小字的人体经穴髹漆人像是我国考古史上首次发现，应是迄今

我国发现的最早、最完整的经穴人体医学模型，其精美程度令人咋舌！又一次证明了针灸学派在巴蜀的渊源和影响。

四川山清水秀，名山大川遍布。道教的发祥地青城山、鹤鸣山就坐落在成都市。青城山、鹤鸣山是中国的道教名山，是中国道教的发源地之一，自东汉以来历经 2000 多年，不仅传授道家的思想，道医的学术思想也因此启蒙产生。道家注重炼丹和养生，历代蜀医多受其影响，一些道家也兼行医术，如晋代蜀医李常在、李八百，宋代皇甫坦，以及明代著名医家韩懋（号飞霞道人）等，可见丹道医学在四川影响深远。

川人好美食，以麻、辣、鲜、香为特色的川菜享誉国内外。川人性喜自在休闲，养生学派也因此产生。长寿之神——彭祖，号称活了 800 岁，相传他经历了尧舜夏商诸朝，据《华阳国志》载，"彭祖本生蜀"，"彭祖家其彭蒙"，由此推断，彭祖不但家在彭山，而且他晚年也落叶归根于此，死后葬于彭祖山。彭祖山坐落在成都彭山县，彭祖的长寿经验在于注意养生锻炼，他是我国气功的最早创始人，他的健身法被后人写成《彭祖引导法》；他善烹饪之术，创制的"雉羹之道"被誉为"天下第一羹"，屈原在《楚辞·天问》中写道："彭铿斟雉，帝何飨？受寿永多，夫何久长？"反映了彭祖在推动我国饮食养生方面所做出的贡献。五代、北宋初年，著名的道教学者陈希夷，是四川安岳人，著有《指玄篇》《胎息诀》《观空篇》《阴真君还丹歌注》等。他注重养生，强调内丹修炼法，将黄老的清静无为思想、道教修炼方术和儒家修养、佛教禅观会归一流，被后世尊称为"睡仙""陈抟老祖"。现安岳县有保存完整的明代陈抟墓，有陈抟的《自赞铭》，这是全国独有的实物。

四川医家自古就重视中医脉学，成都老官山出土的汉代医简中就有《五色脉诊》（原有书名）一书，其余几部医简经初步整理暂定名为《敝昔医论》《脉死候》《六十病方》《病源》《经脉书》《诸病症候》《脉数》等。学者经初步考证推断极可能为扁鹊学派已经亡佚的经典书籍。扁鹊是脉学的倡导者，而此次出土的医书中脉学内容占有重要地位，一起出土的还有用于经脉教学的人体模型。唐代杜光庭著有脉学专著《玉函经》3卷，后来王鸿骥的《脉诀采真》、廖平的《脉学辑要评》、许宗正的《脉学启蒙》、张骥的《三世脉法》等，均为脉诊的发展做出了贡献。

昝殷，唐代四川成都人。昝氏精通医理，通晓药物学，擅长妇产科。唐大中年间，他将前人有关经、带、胎、产及产后诸症的经验效方及自己临证验方共378首，编成《经效产宝》3卷，是我国最早的妇产科专著。加之北宋时期的著名妇产科专家杨子建（四川青神县人）编著的《十产论》等一批妇产科专论，奠定了巴蜀妇产学派的基石。

宋代，以四川成都人唐慎微为代表撰著的《经史证类备急本草》，集宋代本草之大成，促进了本草学派的发展。宋代是巴蜀本草学派的繁荣发展时期，陈承的《重广补注神农本草并图经》，孟昶、韩保昇的《蜀本草》等，丰富、发展了本草学说，明代李时珍的《本草纲目》正是在此基础上产生的。

宋代也是巴蜀医家学术发展最活跃的时期。四川成都人、著名医家史崧献出了家藏的《灵枢》，校正并音释，名为《黄帝素问灵枢经》，由朝廷刊印颁行，为中医学发展做出了不可估量的贡献，可以说，没有史崧的奉献就没有完整的《黄帝内经》。虞庶撰著的《难经注》、杨康侯的《难经续演》，为医经学派的发展奠定了基础。

史堪，四川眉山人，为宋代政和年间进士，官至郡守，是宋代士人而医的代表人物之一，与当时的名医许叔微齐名，其著作《史载之方》为宋代重要的名家方书之一。同为四川眉山人的宋代大文豪苏东坡，也有《苏沈内翰良方》（又名《苏沈良方》）传世，是宋人根据苏轼所撰《苏学士方》和沈括所撰《良方》合编而成的中医方书。加之明代韩懋的《韩氏医通》等方书，一起成为巴蜀医方学派的代表。

四川盛产中药，川产道地药材久负盛名，以回阳救逆、破阴除寒的附子为代表的川产道地药材，既为中医治病提供了优良的药材，也孕育了以附子温阳为大法的扶阳学派。清末四川邛崃人郑钦安提出了中医扶阳理论，他的《医理真传》

《医法圆通》《伤寒恒论》为奠基之作，开创了以运用附、姜、桂为重点药物的温阳学派。

清代西学东进，受西学影响，中西汇通学说开始萌芽，四川成都人唐宗海以敏锐的目光捕捉西学之长，融汇中西，撰著了《血证论》《医经精义》《本草问答》《金匮要略浅注补正》《伤寒论浅注补正》，后人汇为《中西汇通医书五种》，成为"中西汇通"的第一种著作，也是后来人们将主张中西医兼容思想的医家称为"中西医汇通派"的由来。

名医辈出　学术繁荣

中华人民共和国成立后，历经沧桑的中医药，受到党和国家的高度重视，在教育、医疗、科研等方面齐头并进，一大批中医药大家焕发青春，在各自的领域里大显神通，中医药事业欣欣向荣。

四川中医教育的奠基人——李斯炽先生，在 1936 年创立了"中央国医馆四川分馆医学院"，简称"四川国医学院"。该院为国家批准的办学机构，虽属民办但带有官方性质。四川国医学院也是成都中医学院（现成都中医药大学）的前身，当时汇集了一大批中医药的仁人志士，如内科专家李斯炽、伤寒专家邓绍先、中药专家凌一揆等，还有何伯勋、杨白鹿、易上达、王景虞、周禹锡、肖达因等一批蜀中名医，可谓群贤毕集，盛极一时。共招生 13 期，培养高等中医药人才 1000 余人，这些人后来大多数都成为中华人民共和国成立后的中医药领军人物，成为四川中医药发展的功臣。

1955 年国家在北京成立了中医研究院，1956 年在全国西、北、东、南各建立了一所中医学院，即成都、北京、上海、广州中医学院。成都中医学院第一任院长由周恩来总理亲自任命。李斯炽先生继创办四川国医学院之后又成为成都中医学院的第一任院长。成都中医学院成立后，在原国医学院的基础上，又汇集了一大批有造诣的专家学者，如内科专家彭履祥、冉品珍、彭宪章、傅灿冰、陆干甫；伤寒专家戴佛延；医经专家吴棹仙、李克光、郭仲夫；中药专家雷载权、徐楚江；妇科专家卓雨农、曾敬光、唐伯渊、王祚久、王渭川；温病专家宋鹭冰；外科专家文琢之；骨、外科专家罗禹田；眼科专家陈达夫、刘松元；方剂专家陈潮祖；医古文专家郑孝昌；儿科专家胡伯安、曾应台、肖正安、吴康衡；针灸专家余仲权、薛鉴明、李仲愚、蒲湘澄、关吉多、杨介宾；医史专家孔健民、李介民；中医发展战略专家侯占元等。真可谓人才济济，群星灿烂。

北京成立中医高等院校、科研院所后，为了充实首都中医药人才的力量，四川一大批中医名家进驻北京，为国家中医药的发展做出了巨大贡献，也展现了四川中医的风采！如蒲辅周、任应秋、王文鼎、王朴诚、王伯岳、冉雪峰、杜自明、李重人、叶心清、龚志贤、方药中、沈仲圭等，各有精专，影响广泛，功勋卓著。

北京四大名医之首的萧龙友先生，为四川三台人，是中医界最早的学部委员（院士，1955 年）、中央文史馆馆员（1951 年），集医道、文史、书法、收藏等于一身，是中医界难得的全才！其厚重的人文功底、精湛的医术、精美的书法、高尚的品德，可谓"厚德载物"的典范。2010 年 9 月 9 日，故宫博物院在北京为萧龙友先生诞辰 140 周年、逝世 50 周年，隆重举办了"萧龙友先生捐赠文物精品展"，以缅怀和表彰先生的收藏鉴赏水平和拳拳爱国情怀。萧龙友先生是一代举子、一代儒医，精通文史，书法绝伦，是中国近代史上中医界的泰斗、国学家、教育家、临床大家，是四川的骄傲，也是我辈的楷模！

追源溯流　振兴川派

时间飞转，掐指一算，我自 1974 年赤脚医生的"红医班"始，到 1977 年大学学习、留校任教、临床实践、跟师学习、中医管理，入中医医道已 40 年，真可谓弹指一挥间。俗曰：四十而不惑，在中医医道的学习、实践、历练、管理、推进中，我常常心怀感激，心存敬仰，常有激情冲动，其中最想做的一件事就是将这些中医药实践的伟大先驱者，用笔记录下来，为他们树碑立传、歌功颂德！缅怀中医先辈的丰功伟绩，分享他们的学术成果，继承不泥古，发扬不离宗，认祖归宗，又学有源头，师古不泥，薪火相传，使中医药源远流长，代代相传，永续发展。

今天，时机已经成熟，四川省中医药管理局组织专家学者，编著了大型中医专著《川派中医药源流与发展》，横跨两千年的历史，梳理中医药历史人物、著作，以四川籍（或主要在四川业医）有影响的历史医家和著作为线索，理清历史源流和传承脉络，突出地方中医药学术特点，认祖归宗，发扬传统，正本清源，继承创新，唱响川派中医药。其中，"医道溯源"是以民国以前的川籍或在川行医的中医药历史人物为线索，介绍医家的医学成就和学术精华，作为各学科发展的学术源头。"医派医家"是以近现代著名医家为代表，重在学术流派的传承与发展，厘清流派源流，一脉相承，代代相传，源远流长。《川派中医药源流与发展》一书，填补了川派中医药发展整理的空白，是集四川中医药文化历史和发展现状之大成，理清了川派学术源流，为后世川派的研究和发展奠定了坚实的基础。

我们在此基础上，还编著了《川派中医药名家系列丛书》，汇集了一大批近现代四川中医药名家，遴选他们的后人、学生等整理其临床经验、学术思想编辑成册。预计编著一百人，这是一批四川中医药的代表人物，也是难得的宝贵文化遗产，今天，经过大家的齐心努力终于得以付梓。在此，对为本系列书籍付出心血的各位作者、出版社编辑人员一并致谢！

由于历史久远，加之编撰者学识水平有限，书中罅、漏、舛、谬在所难免，敬望各位同仁、学者提出宝贵意见，以便再版时修订提高。

中华中医药学会　副会长

四川省中医药学会　会　长

四川省中医药管理局　原局长　　杨殿兴

成都中医药大学　教授、博士生导师

2015 年春于蓉城雅兴轩

前言

　　吾师陈治恒先生，成都中医药大学教授，全国名老中医药专家，享受国务院政府特殊津贴。从医 60 余载，教书育人 30 余年，医德高尚，医术精湛，一生活人无算；传道授业，奖掖后学，培养了大批中医药人才，可谓桃李芬芳，师名远播。

　　陈师名和文，字治恒，出身中医世家，四个伯叔均为当地名老中医。受家庭熏染，少小立志，16 岁起就拜其伯父陈心良为师，开始了自己的医学生涯。心良先师为江津市名老中医，医术高明，向以严师著称，陈师为心良先师的第八个弟子，也是其关门弟子，陈师在其严苛的教导下，于中医理论、药物炮制及临床诊疗方面均打下了良好的基础。5 年跟师学习期满，陈师于 1950 年夏，辞别良师，悬壶故里，求诊者众，被誉为"陈氏医学传人"。

　　陈师牢记师训，求学不止。1953 年考入重庆中医进修学校专科班学习深造，1956 年又以青年中医身份考入成都中医学院（现成都中医药大学），成为全国第一届中医高校学生，系统地学习了中医学。1960 年因工作需要提前毕业留校任教，师事全国著名伤寒专家邓绍先先生，精研中医经典及历代名家著作，特别是在邓先生的指导下对《伤寒论》进行了深入、系统的研究，为成就伤寒大家奠定了坚实的基础。陈师于 1990 年被国家中医药管理局、卫生部、人事部认定为

"全国首批名老中医药专家学术经验继承工作指导老师"。

陈师法尊仲景，旁及诸家，持恒求精，明理致用，崇尚实践。除教学之外，陈师长期坚持临床，对于上门求诊者或要求会诊、出诊者，从不拒之门外，有求必应，几十年如一日，实为难得，确有大医大德之仁心。

陈师一生诊务繁忙，难有闲暇之时，因此，对于自己的学术思想、临证经验也疏于整理。余在 20 世纪 90 年代作为全国第一批名老中医药专家学术继承人，跟师 3 年，侍诊于侧，多有心得体会，并积累了不少资料。前几年在位之时，确实工作繁忙，退居二线后，最想做的一件事情，就是认真总结老师的学术思想和临床经验，为老师出一本专集，了却自己的一个心愿，也尽到徒弟的职责。今天，时机成熟，四川省中医药管理局给予支持，余率众弟子奋战酷暑，终于完成了文稿。书稿付梓之际，首先感谢老师的辛勤培养，也感谢为本书付出努力的各位学生。

最后以一首五言绝句"咏恩师陈治恒"作为结束语，以谢师恩。

少小承医业，恒心治患危。

尊经扬国粹，妙手杏林晖。

杨殿兴

2017 年 9 月于成都雅兴轩

目　录

生平简介

川派中医药名家系列丛书

陈治恒

一、个人简历

陈治恒（1929—　），汉族，名和文，四川巴中人。出身中医世家，幼承庭训，喜好医学，1945 年秋从其伯父——江津市名老中医陈心良习医，勤学 5 年，尽得其传。1950 年悬壶乡里，求诊者甚众，被誉为"陈氏医学传人"。1953 年入重庆中医进修学校专修班学习深造。1956 年考入成都中医学院医学系本科学习，毕业后留校任教，并师事全国著名伤寒专家邓绍先先生，精研中医经典及历代名家著述，打下了坚实的中医理论基础。1990 年被国家中医药管理局遴选为"首批全国名老中医药专家学术经验继承工作指导老师"。

二、担任职务

陈师为硕士生导师，享受国务院政府特殊津贴的中医药专家。历任成都中医药大学内科教研室副主任、伤寒金匮教研室副主任、伤寒教研室主任、校学术委员会及学位委员会委员。现任中华中医药学会四川省分会仲景学说研究会副主任委员、四川省人体科学研究会常务理事、中国人体科学会理事。

三、科研与教学

陈师曾经历了新中国成立前从师学习中医的艰苦道路，他又是新中国首届毕业的中医大学生，先后得到不少中西医名流的指点教诲，并在长期临床实践和教学中，积累了丰富的经验。他既是一位学验俱丰的中医临床专家，又是一位德高望重、教学效果显著的优秀教师。

陈师自毕业留校执教以来，三十年如一日，勤勤恳恳，努力工作。为了搞好教学工作，他在业务上从不满足，经常备课至深夜，不断刻苦钻研，精益求精，坚持理论联系实际，并且认真研究教学方法，注意授课对象，同时还十分注重教书育人，注重对学生的养成教育。他先后担任过中医内科学、温病学、伤寒论的主讲，并讲授过中医基础理论、金匮要略等课程。由于他既善于揭示课程内容的基本规律，坚持理论联系实际，立足于学以致用，又能够把内容讲深讲透，启发学生思维，激发学习兴趣，从而受到各个层次学生的欢迎。陈师亲自带教过多批研究生，从招生命题到复试录取，从讲授课程到读书指导，从论文选题到撰写修改，从论文印刷到毕业答辩，无不浸透着陈师的心血。他的学生中有不少人已经成为中医药学科研、教学与临床的骨干，更有不少学生在重要的管理岗位上从事中医药管理工作，这与陈师的谆谆教诲和悉心培育是分不开的。

陈师为了启迪后学，总是百问不厌，毫无架子，平易近人。对一些疑难问题，他总是耐心解答，并能提示学习方法，启发学生思维，从而起到了传道、授业、解惑的作用。他常说："人生在勤，不求何获。"借以激励学生要勤奋学习，才能有所收获。他特别强调学习理论一定要联系实际，才不致食古不化，而可望有所创新。他淡泊名利，重真才实学，勤奋一生，努力工作，培养人才。

四、学术主张及经验

陈师以"学贵由博返约，医要明理致用"为座右铭。在长期的教学、科研和临床实践中，陈师对中医经典著作和历代名家的主要著述及其学术思想都有相当的研究，尤其精于辨证论治，并刻意求精，勇于探索。

他法尊仲景，但又师古不泥，不落窠臼。陈师认为，仲景书中的"方证相应"既有定法，又有活法，定法是其常，活法是其变。只有知常达变，才是活的灵魂，如果只重视定法，而忽视活法，就会有失偏颇。他倡言仲景方有三用，即正用、借用、变用，并通过分析发现，正用者少，借用者多，变用者尤多，因此主张活的"方证相应"。

陈师在临证时善于将"两本三枢"的理论作为指导，抓住肾为先天之本，内寓元阴元阳，为人体生命之根；脾胃为后天之本、气血生化之源，而胃气的有无又关乎人之生死，以及后天生于先天，先天有赖后天之养，才能生化不息等有机联系，并通过长期临床实践进行体验。因此，陈师非常重视斡旋气机、调理枢轴的作用，这又是他在治疗危重症时能化险为夷、转危为安的常用妙法之一。

　　陈师重视中医传统的辨证论治，但他认为辨证论治还必须结合微观进行分析研究，从中找出它的规律，才能进一步发挥作用。陈师不囿于陈规，衷中参西，积极探索，善于借用西医检查结果。因此，在进行中医药学术理论研究时，必须坚持宏观综合与微观分析并重的辨证统一原则。

　　陈师在临证中善于发现问题、提出问题和总结升华。在临床中他发现，有不少疾病除局部有一定的病变外，全身情况亦不一样，从中他悟出在重视局部问题的同时，还必须重视整体，只有两者结合，才能够达到预期的效果。基于此，陈师提出了以局部病变为中心，结合全身情况进行辨证论治的观点，并以之指导临床中多种疾病的治疗，从而获得了良好的效果。这既借鉴了现代医学对疾病的认识，又吸取了中医辨证论治的精华，融辨病论治和辨证论治为一体，从而形成了自己治疗疾病的独特风格。

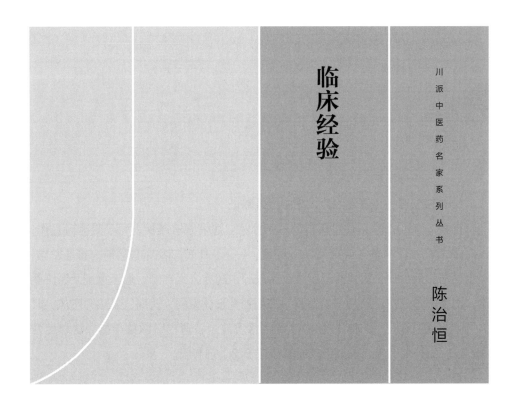

临床经验

川派中医药名家系列丛书

陈治恒

一、医案

（一）经方治验

1. 桂枝加厚朴杏子汤治疗太阳中风兼喘证

　　肖某，女，62岁，住重庆市郊区某公社。患者素有喘疾，每于受凉后发作，发时多自服西药麻黄素或氨茶碱后缓解。1个多月前，因受凉感冒，喘息发作，服上述药物后少效，病情时轻时重，又改服中药亦未得控制，遂至重庆某医院就诊，适值陈师正在该院带学生实习。陈师视其形体瘦弱，头痛，发热，恶风，时多汗出，喘息不已，咳吐白色泡沫痰，舌质淡，苔薄白，脉象浮缓。窃思此乃"喘象"，为外邪引发，遂拟桂枝加厚朴杏子汤1剂与服。

　　处方：

| 桂枝 10g | 白芍 12g | 杏仁 10g | 厚朴 10g |
| 甘草 3g | 生姜 5g | 大枣 6g | |

　　2日后复诊，谓服上方后，头痛、发热、汗出、恶风等候悉除，喘息亦渐平息，仅时有微咳。经胸部X线透视检查，诊断为老年慢性气管炎，伴发轻度肺气肿。脉象两尺细弱，改拟麦门冬汤去麦冬，加百合、枸杞子与服，并书人参胡桃汤加蛤蚧、山萸肉、百合、枸杞子、川贝、化橘红、京半夏1剂，嘱研末做蜜丸常服，以巩固疗效。

　　陈师返蓉后，据患者来信称，经服丸药后，体质有所好转，当年冬季很少发作。

　　按：本例为一年逾花甲的女性患者，平素患有慢性喘疾，常为受凉引发。初期尚可服用西药得到缓解，由于反复发作，加之年岁日增，正气渐虚，故此次受凉感冒后，喘息复发，服前药少效。从当时所见脉证看，明系喘象为外邪引发，如不标本兼顾，实难获效。《伤寒论》云："喘家作，桂枝汤加厚朴杏子佳。"本例正属此方证。如头痛、发热、汗出、恶风、脉象浮缓，显然是太阳中风之候；喘息不已、咳吐白色泡沫痰、舌质淡、苔薄白，则属肺寒气逆之证，故与桂枝汤加厚朴杏子，既可解肌祛风，又能降气定喘。服后显效，然体虚不胜邪，若缓解之后忽视治本，亦难以巩固。故陈师以补益肺肾，佐以止咳化痰之品继进，从而收到效果。仲景于桂枝汤加厚朴杏子方后只云"佳"而不云"愈"者，似有服汤缓解后，尚须进一步调治之意，否则是不可能愈的。此处，学者应结合临床才能更好地领会其精神。

2. 小青龙加石膏汤治疗伤寒水饮化热咳喘证

李某，女，38岁，某医院护理人员。患"喘息性支气管炎"10余年，每次发作多用抗感染西药及平喘止咳之品病便缓解，近2年发作频繁，又改服中药及有关成药亦无明显效果，心情十分焦急，适值陈师前往该院会诊，经医务人员介绍，求陈师为其诊治。陈师观其身体尚可，但唇略带青紫色，喘咳急剧，胸中烦闷不适，吐黏稠痰，舌质红，苔白滑，脉象浮滑有力。陈师据此病情分析，患者系素有痰饮之人，常为外邪引发，其治疗一直都用抗炎和止咳平喘西药，忽视宣肺解表，以致饮邪化热，故病情逐渐发展，不能缓解，发作日趋频繁。遂暂拟小青龙加石膏汤1剂与之，嘱服后观其进退，再做研究。

处方：

桂枝 10g	麻黄 10g	白芍 12g	甘草 3g
干姜 10g	五味子 6g	细辛 5g	半夏 10g
石膏 30g			

3日后，陈师又前往该医院会诊，患者谓服上方后，无不良反应，遂续服2剂。服后喘咳大减，痰已较前容易咳出，胸中已不烦闷。诊其脉象仍滑而有力，白滑苔渐退，于前方去麻黄、石膏，加鱼腥草、紫菀、杏仁，服2剂后，诸恙悉平。

按： 本例患者长期患"喘息性支气管炎"，实际上是以咳嗽、喘息为主，由于每次发作便用西药平喘止咳和抗感染，初时病虽能得到缓解，但日久逐渐少效，以致发作日趋频繁。究其原因，当系里有痰饮，一直未得蠲除，常为外寒所引发。《伤寒论》云："伤寒表不解，心下有水气，干呕发热而咳……小青龙汤主之。"此虽无明显的表寒见症，但肺气失宣、痰饮内停之证甚为明显，因患者体质尚可，尚有化热之象，如果此时只用解表化饮的小青龙汤，而不兼清其热，则难以获效。反之，如果只用清热平喘止咳之剂亦不对症，故陈师依据《金匮要略·肺痿肺痈咳嗽上气病脉证治》用小青龙加石膏汤之例，一面宣肺解表，一面化饮清热，从而使病得到缓解。近代名医张锡纯赞本方之妙用，诚非虚语，值得重视。

3. 麻杏石甘汤治疗邪热壅肺证

王某，男，14岁，学生，住德阳市城关镇。据其父代述，3日前因感冒后，发生头痛、鼻塞、恶寒、发热、咳嗽、全身不适，服用银翘解毒丸、四环素等中西药两日无效，今日上午体温升至40℃，全身壮热，微似有汗，咳嗽气粗，并见喘急，遂去医院检查。经胸透验血后，诊断为"急性支气管肺炎"，由于患儿对青霉素过敏，故特邀陈师前往会诊，要求服用中药治疗。观其咳嗽频频，微见喘急，询之吐白色泡沫黏痰，不易咳出，口渴思饮，头痛，发热不适，大便两日未解，小便黄赤，其舌红苔黄，脉浮滑而数。据此见症分析，当系肺内素有蕴热，而为风寒引动，迅即风寒化热，从而形成邪热壅肺之候。遂拟麻杏石甘汤加味1剂，以宣肺泄热平喘，服后以观进退。

处方：

麻绒 10g	生石膏 30g	杏仁 10g	金银花 20g
连翘 10g	黄芩 10g	瓜蒌皮 10g	鱼腥草 30g
芦根 30g	甘草 3g		

上方煎服3次后，夜半汗出一身，发热渐退，翌晨复诊，体温降至37.8℃，咳喘已略平，脉象仍见滑数，舌质红苔黄，药已中病，嘱续服1剂。服后即热退身凉，已不喘急，余症亦平，仅时而咳嗽伴白色泡沫痰。后改用清热宣肺、祛痰止咳之剂，调理数日而安。

按：《伤寒论》中麻杏石甘汤本为治发汗后或下之后，邪热内传，壅郁于肺，症见汗出而喘、外无大热者，似乎与此例患儿的病情不符。其实，这正是仲景立论的巧妙之处，他无非是借汗下不当作为邪热内传的一个条件，若不因误治，而是病邪自身发展，只要具有邪热壅肺的病机，又何尝不可以运用本方治疗？该例患儿初起见头痛、发热、恶寒、鼻塞、咳嗽、全身不适等，明系风寒之邪客表，随着病情发展，邪从热化，内壅于肺，症见高热、微似有汗、咳嗽气粗、喘急、吐白色泡沫黏痰、口渴思饮、大便 2 日未解、小便黄赤、脉浮滑而数等候。此虽非误行汗下所致，但其病机与麻杏石甘汤证基本相同，只是里之痰热较甚，见症略有小异，故仍以该方为基础，再加入清热解毒、肃肺化痰之品，从而收到较好的治疗效果。由此说明，运用《伤寒论》之方，千万不能机械地对号入座，一定要立足于辨证分析，只要病机相同便可运用，同时还应依据不同的症状，予以加减化裁，方能切中病情。此外，还应该指出，本例患儿为邪热壅肺之"急性支气管肺炎"，故用麻杏石甘汤加味治之而获效。但在临床上也有西医诊断之"急性支气管肺炎"不属此种病机者，所以两者之间不应画等号，否则亦会导致治疗错误。

4. 麻黄汤治疗风寒闭肺喘咳证

刘某，女，3 岁，住成都市金牛区茶店子公社。据其父代述，患儿于昨晚夜半突然起病，喘急咳嗽，不得安卧，故特来学院求陈师诊治。观其面色晦暗，口唇青紫，鼻翼扇动，气喘胸高，抬肩呼吸，鼻有清涕溢出，腹不胀满，询之二便通利，不渴不饮，舌质略呈紫暗，苔白滑，脉象浮紧。其父谓患儿昨日尚到处玩耍，并无病象。陈师据此病情分析，明系感受风寒之邪，肺气闭郁较急所引起的喘咳证候，若不急用发表散寒、宣肺平喘之剂，病情必然很快恶化，于是急书麻黄汤加味 1 剂与之。

处方：

麻黄 10g	桂枝 10g	杏仁 10g	厚朴 10g
半夏 10g	陈皮 6g	苏子 10g	甘草 3g

刚开完处方，在我室进修的一位学员感到非常吃惊，认为此病明显属于西医的"肺炎"一类，为何不给麻杏石甘汤以宣肺泄热平喘，而要用辛温发表之麻黄汤？陈师指出，中医是以辨证论治为主，而不是搞对号入座，可待其服后再议，需注意观察。

午后其父来告，服药后病未发生他变，陈师嘱继续服用。次日上午来诊时，患儿与昨日宛如两人，不仅自行走来，而且已不喘急，仅是微咳而已，遂改拟祛散余邪、宣肺止咳之剂与之，2日痊愈。临床效果教育了进修学员，他很有感受地说："辨证用药确实重要啊！"

按： 麻黄汤本为治疗太阳伤寒表实证之方，具有发汗解表、宣肺平喘的作用，《伤寒论》中对其主治论述颇详，如35条："太阳病，头痛发热，身疼腰痛，骨节疼痛，恶风，无汗而喘者，麻黄汤主之。"然而，仲景著论是以典型证候才云"主之"，在临床上典型者固然有之，但更多的则不典型，如果医者不明此理，恐怕终生也难以用上一次。实际上风寒外来，闭郁肺气的病情，在临床上并非罕见。如此例患儿本来身体健康，由于感受风寒，外束于表，因肺主气外合皮毛，亦能主表，表气闭郁，必然会影响肺之宣肃，其外之风寒表证似乎不够明显，但内之肺气闭郁所致的喘急咳嗽却相当突出。只要稍加思考，就会发现其病机与太阳伤寒表实证是一致的。如鼻流清涕、舌苔白滑、脉象浮紧，明系风寒客表；不渴不饮、腹不胀满、二便通利，说明里无热实之候；喘急咳嗽、鼻翼扇动、抬肩呼吸、胸高等，显然是肺气闭郁；面色晦暗、口唇青紫、舌质略呈紫暗、皆缘于卫闭营郁较甚，气血流行不畅所致。此例患儿未见发热，也同样是风寒闭郁太急，正气不能及时向外抗邪，所谓"太阳病，或已发热，或未发热"，这明显属于后者。故急投以麻黄汤并加入降气定喘、豁痰利气之品，之所以见效如此迅速，无非是谨守病机、凭证立法而已，又有何奇哉！由于中西医学是两个不同的理论体系，若机械地画上等号，不在辨证上下功夫，或者不知灵活变通，往往容易误事，这又为长期临床实践所证明。因此，学习《伤寒论》时，必须将它的理论用于临床实际，才能真正有所收获。

5. 葛根汤治验

（1）太阳伤寒兼项背强几几证

徐某，女，48岁，本院职工。1984年10月16日来教研室求诊。据述，于昨晚起病，头痛项强不柔，俯仰不能自如。因昨日下班返家途中，突然起风下雨，气候变冷，由于衣着单薄，遂感寒冷不适，入晚便觉头痛，微发热，无汗，今晨起床后又感项背拘急，俯仰不能自如。陈师诊其舌质正常，苔白，脉浮紧，余无他见。陈师据此病情分析，明系风寒之邪客于太阳，经输不利之证，即书葛根汤1剂与之。

处方：

| 葛根 30g | 麻黄 6g | 桂枝 10g | 白芍 10g |
| 甘草 5g | 生姜 6g | 大枣 6g | |

患者取药即回家煎服，隔日来院复诊时，谓服药后诸症已除，遂改拟轻方以疏理余邪，2 日后痊愈。

按：此例为一典型风寒表实兼项背强几几证。从起病原因看，明系返家途中，衣着单薄，突然起风下雨，气候转冷，而为风寒所袭，故初起即见恶寒不适，随后便感头痛、微发热、无汗、脉浮紧等太阳伤寒表实证象。由于邪客太阳经输，故见项背拘急、俯仰不能自如，此乃典型项背强几几证。《伤寒论》云："太阳病，项背强几几，无汗恶风，葛根汤主之。"故陈师本"有是证，用是方"的原则，直接投以葛根汤原方，而不必加减，服后即效。可见仲景之方，只要"病皆与方相应者"，服之无有不效。如是治验甚多，兹不赘举。

（2）太阳与阳明合病

张某，男，1 岁，住巴县走马公社。为陈师 1967 年 9 月返乡时前来求治病例。据其母代述，1 个多月前起病，初起即见腹泻，每日七八次，大便呈青绿色泡沫状，微咳，不发热，曾先后服中西药多次，一直不愈。正在述说时，患儿又发生腹泻，大便色青绿而无臭味。陈师察其面色略㿠白，山根色青，鼻有清涕溢出，指纹色青，舌苔薄白，舌质正常。故陈师据此病情分析，当系外感风寒之邪，内合阳明所致之下利，拟葛根汤原方 1 剂与之。

处方：

| 葛根 10g | 麻黄 5g | 桂枝 6g | 白芍 6g |
| 甘草 5g | 生姜 5g | 大枣 6g | |

次日复诊，腹泻已由原七八次变为两三次，便色亦渐转黄，余无其他。见药已中病，暂不更方，嘱再服 1 剂。

再次复诊时，患儿腹泻已止，大便转为每日 1 次，呈黄色，遂改拟调理脾胃之剂以巩固疗效，患儿服后不久即恢复健康。

按：小儿腹泻青绿色大便，是临床常见证候之一，此种病情本属太阳与阳明合病自下利范围，若误作风热治之，则难以获效。昔日邓绍先老师尝告曰："太阳与阳明合病，必自下利，当用葛根汤主治，仲景早有明训，此即开太阳以阖阳明之法，如是可使表解里和而愈，喻昌深明其中旨意，创用活人败毒散以治痢之初起，所谓'逆流挽舟'之法，实即导源于此。奈何时医不重视辨证，风寒误作风热治，焉能获效哉！"他还举小儿腹泻青绿色大便为例加以说明。初时陈师亦疑之，随后经多次用于临床，效果卓著，始信其说并非虚语。如本例患儿，症见山根青色、指纹亦青、鼻流清涕、微咳、舌苔薄白，明系风寒之邪在表不解；大便青绿而无臭味，日七八行，显然不属里热，而是表寒内趋阳明，致使大肠传导失司。故用葛根汤辛温以解在表之风寒，表解则里和。

6. 白虎加人参汤治疗阳明热炽津伤证

徐某，女，22岁，农民，住巴中走马公社。1952年陈师在巴中时，患者因产后缺乳，婴儿常啼，夜间不断起卧，以致受寒感冒，前来求陈师往诊。症见头痛发热，鼻塞声重，恶风寒，无汗，苔白，脉浮略带紧象。陈师当时虑其产后血室空虚，不宜峻剂取汗，遂用葱豉汤合佛手散加炒荆芥、前胡等以解之，服后即得汗，表证解除，但发热未退。次日来求陈师往诊时，患者壮热、汗出、口渴喜冷饮，舌苔黄燥，脉象洪大。由于此乃产后，不可孟浪投以伤津重剂，建议再邀一西医同道会诊。西医检查体温41℃，断为"产褥热"，遂予磺胺类药和注射青霉素，次日病势有增无减，又来求陈师往诊，要求服用中药治疗，此时见患者热势如蒸，全身不断汗出，大渴引饮，舌苔黄燥更甚，脉洪大有力。陈师始处以白虎加人参汤加味与服。

处方：

| 人参 30g | 石膏 25g | 知母 10g | 粳米 30g |
| 甘草 5g | 麦冬 12g | | |

次日，又来求陈师往诊，谓服药后，高热已退，不再汗出和渴饮，脉转缓和，改拟养阴和胃之剂，服2剂则安。

按：一般产后多虚，故前代医家有"胎前宜凉，产后宜补"之说。但本例患者系青年妇女，体质比较壮实，又是初产受寒，经用葱豉汤加味解表发散之后，寒邪迅即入里化热，转入阳明，当时白虎汤证已具，由于陈师亦有疑虑，未敢放胆使用，遂建议请西医会诊，改用西药治疗，因未能获效，复求治于陈师。陈师根据脉证，确属白虎加人参汤证无疑，始放胆用之，服后果然病得缓解。常忆《伤寒论》中有云："服桂枝汤，大汗出后，大烦渴不解，脉洪大者，白虎加人参汤主之。"与此例患者病情基本相同，初起虽非服用桂枝汤而是用葱豉汤，但解表发汗则一，表解之后，邪入里化热，里热壅盛，向外蒸迫，故有热势如蒸、全身不断汗出、口渴引饮、舌苔黄燥、脉洪大有力等症出现，用白虎加人参汤，正是药与病对。加麦冬者以加强益胃生津作用，故能获效如此。不过，应该指出，产后血室空虚，千万不能过剂，必须中病即止，否则易酿成他变。这些年来，陈师亦遇到不少此种误治患者，故不可不慎。

7. 附子汤治疗阳虚寒湿心悸证

王某，女，24岁，干部，成都人。于产后突发高热不退，经某医学院附属医院诊断为"产褥热"，遂住院治疗。体温一度高达41℃，先后用多种抗生素治疗，发热仍然不退，后请一中医会诊，又连续投以大剂白虎汤及犀角（水牛角代）等方药，其热始退。但患者转见倦怠乏力、心悸不适、畏寒。某医改换补气益血之剂，并加入温中复阳药，经治数月，一直未愈。化验检查，血沉、抗"O"及黏蛋白等均增高，最后诊断为"风湿性心肌炎"。又反复注射青霉素和服用阿司匹林、维生素 C、维生素 B_1 等亦无改善，随后出院前来求治于陈师。症见心悸不适，背恶寒较甚，虽在三伏天，亦不能卧着凉席，面色㿠白，身体瘦弱，舌质正常，苔白，脉象沉细。陈师据此分析，当系在发高烧之时，医者急于退热，忽视产后血室空虚，中病即止原则，以致服用寒凉过急，而有此变。暂拟附子汤加味 1 剂与服。

处方：

附子（先煎）30g	党参 30g	茯苓 12g	白术 12g
白芍 12g	桂枝 12g	甘草 6g	当归 10g
黄芪 30g			

患者服用 2 剂后，又来复诊，谓服药后病情无变化，亦无不良反应。陈师见患者能受药，遂守方不变。又连服 5 剂后，患者背恶寒稍减。随后一直以附子汤为基础，并逐步加大附子用量，最多时达 60g。经半年多调治，服药 80 余剂，始基本告愈。再经西医检查，血沉、抗"O"及黏蛋白等化验均转正常，遂

上班工作。

按：此例患者，初起于产后高热不退，在中西医结合治疗过程中，重在退热，而忽视产后血室空虚，大量服用白虎汤及犀角（水牛角代）等寒凉方药，发热虽退，但必然使阳气受伤，故转见背恶寒、面色㿠白、心悸、脉沉细等候。前医虽曾投以补气益血、温中复阳之剂，但病已关系少阴心肾之阳气不足，则难以为功。《伤寒论》云："少阴病，身体痛，手足寒，骨节痛，脉沉者，附子汤主之。""少阴病，得之一二日，口中和，其背恶寒者，当灸之，附子汤主之。"虽然这是针对伤寒少阴阳虚寒湿之证而设，似乎与本例患者病情不同，但根据"异病同治"、病机一致就可运用的原则，陈师使用附子汤加味屡获疗效。由于产后血室空虚，元阳受伤，病邪深入，远非一剂即效，故在临床上只要服药后无不良反应，就不要轻易改弦更张，否则是难以见效的，这又为长期临床实践所证明。所以，读书又千万不能死于句下，此等问题，学者又不可不知。

8. 小柴胡汤治验

（1）瘀血发热

李某，男，38 岁，农民。患者起病已 1 个多月，初起时先觉全身酸楚，腰背不适，恶寒战栗，继则发热，头痛头晕，先请西医诊治，认为是"重感冒"，经打针服药后病情缓解，2 日后又发作如前。改请中医诊治，又断为"风寒感冒"，服药后仍不解。后发现左侧背部有肿胀现象，急去医院检查，测体温 39.5℃，查其左侧腰背部有一长形肿胀区域，约 8cm×18cm，其厚如掌，边界不明显，按之胀痛不适，皮色不红。胸部 X 线透视及血、二便化验，均未发现明显异常。在门诊治疗观察 20 多天，每天外用热敷，补液，注射青霉素、链霉素，发热一直不退，体温波动在 38.5～39.5℃之间，肿胀区域亦不见消退，诊断也不明确，遂来求治于陈师。陈师观其面色微黄，形体消瘦。询之口苦，咽干，头目晕眩，不欲饮食，胸腹无胀满，不渴饮，大便通利，小便微黄，每日早上六七点钟开始恶寒，继则发热，时高时低，直到夜半以后才退，次晨又发作如前。扪其患部漫肿无头，胀痛不适。诊其舌中红，苔白，其脉左见沉涩，右略带弦。陈师问其是否受过外伤，患者才回忆说，在起病前十多天，因收打粮食曾扭伤过左侧腰背，但并不严重，两三天后就好了。陈师根据上述情况分析，此当系扭伤之后，气滞血瘀于肌肉腠理之间未散，过时而发为瘀血发热。由于腠理为少阳所主，故有如此见症。它既非风寒客表，又非火毒凝聚成痈，这也是以前治之不愈的原因所在。遂以小柴胡汤加活血祛瘀之品与服。

处方：

柴胡 12g	黄芩 9g	半夏 9g	党参 12g
甘草 3g	生姜 6g	大枣 6g	当归 9g
川芎 9g	桃仁 12g	红花 6g	

次日复诊，谓服药后即汗出热退，测体温 36.5℃。恐过时再见发热，嘱续服1剂。

隔日再次复诊时，亦未再见发热，患部肿胀亦有所减轻，遂改予活血祛瘀理气之剂与服。随后续有减轻，先后共诊6次，时经旬余，终获痊愈。

按： 本例患者并非少阳病，而是扭伤腰部，气滞血瘀，结于患侧腰背肌肉之间所引起的瘀血发热。初起有关见症颇似感冒，但并非感冒，故前医治之不愈。由于本病非感染所致肿痛发热，故使用西药青霉素、链霉素无效果。之所以症见寒热往来如疟、口苦、咽干、头目晕眩、脉弦等候，是因病关少阳所主的腠理，致使枢机不利，正邪纷争于半表半里之间，故仍用小柴胡汤加活血化瘀药而获效。正如唐宗海所说："瘀血在肌腠，则往来寒热，以肌腠为半表半里，内外阴阳，互相胜复也，宜小柴胡汤加当归、白芍、牡丹皮、桃仁、荆芥、红花治之。"（《血证论》）本案之治，即本此而来。可见唐宗海之说，确属经验有得之言，也是善于学习仲景而又能妙用者。又，通过本案治疗，说明详细询问病史亦至关重要，否则难以弄清其病因，自然就不能采取恰当的治疗。

（2）淋证发热

张某，女，35岁，工人。于昨日下午突然头痛畏寒，腰疼不适，尿意频急，入晚即发烧，小便转见淋沥涩滞，引及少腹不适，今晨去医院检查，体温39.2℃，见其带来的化验单：白细胞 9.2×10^9/L，中性粒细胞 0.75，淋巴细胞 0.25，小便脓球（＋＋＋），西医诊断为"急性尿路感染"，给服呋喃坦啶，并开庆大霉素肌肉注射。由于患者畏惧打针，只取了西药回家服用，刚服一次就发生恶心呕吐，于是经学院一职工介绍求陈师诊治。症见头痛，寒热不适，恶心呕吐，不渴饮，小便频急涩滞，少腹拘急不舒，腰背酸楚，大便尚可，舌中红，苔两侧白滑，脉象弦细而数。陈师认为，此虽属淋证一类，但少阳证在，似不应只治其淋，而不外解少阳之邪，遂拟小柴胡汤加清热利湿通淋之品与之。

处方：

柴胡 18g	黄芩 10g	半夏 9g	甘草 5g
党参 9g	生姜 6g	泽泻 12g	车前草 21g
蒲公英 21g	忍冬藤 21g		

次日复诊，诉寒热、头痛已解，未再呕吐，小便频急涩滞之感亦有所减轻。陈师诊其脉转见濡数，认为此乃少阳之邪已解，下焦湿热余邪未尽，改拟四逆散加滑石、车前草、忍冬藤、蒲公英、黄柏，服4剂后，诸症悉除，去医院化验，小便亦转正常。

按：淋病本属杂病范围，《金匮要略·消渴小便不利淋病脉证并治》云："淋之为病，小便如粟状，小腹弦急，痛引脐中。"《金匮要略·五脏风寒积聚病脉证并治》亦有"热在下焦者，则尿血，亦令淋秘不通"之论，由于仲景未出方治，故后世注家有主张借用前篇中治小便不利之蒲灰散、滑石白鱼散、茯苓戎盐汤者，但很少有学者对之进行验证。随着中医学术的发展，后世多分五淋（石淋、气淋、血淋、膏淋、劳淋）论治，并根据仲景"热在下焦"之论，认为淋病初起多缘于下焦湿热，只有日久不愈，才由实转虚，故初起多从下焦湿热论治。对于本例患者，陈师之所以用小柴胡汤去大枣加清热利湿通淋之品，是本《伤寒论》中柴胡加芒硝汤的治法而来。因彼为少阳兼阳明里实，故于方中加芒硝以泻里实，此为少阳兼下焦湿热，自然可以在方中加清热利湿之品。且小柴胡汤和解少阳以利枢机，除可外解寒热之证，还可使"上焦得通，津液得下，胃气因和"，从而有助于小便通利，故可获效。因此，在学习《伤寒论》时必须注意证候的病机，如是就可以触类旁通。

9. 黄连阿胶汤治验

薛某，男，10岁，遂宁市人。其父代诉，患"乙脑"3个多月，在当地医院治疗，高热、严重抽搐等基本缓解，但一直心烦不宁，夜间不能入睡，右脚时时抽搐，医生认为是"乙脑后遗症"，一时难以恢复。遂到成都某医院儿科治疗，已1个多月，病情仍无进展，经人介绍前来求诊。诊时见患儿呈久病面容，形体消瘦，口角糜烂，唇色深红，舌质红绛，干燥乏津，口干不渴，小便黄少，脉象细数有力。陈师据此病情分析，此明系暑温邪热留于营分，损及肾之真阴，肝风未息，阴虚火旺之候，法当滋阴降火，佐以息风止痉。

处方：

| 黄连 10g | 黄芩 10g | 白芍 18g | 甘草 6g |

阿胶（烊化冲服）12g　　　　　　鸡子黄（冲服）1个

| 生地 12g | 蜈蚣 2 条 | 全蝎 8g |

2剂，如法煎服。

2日后，前来二诊，其父诉患儿心烦明显好转，晚上已能入睡三四个小时，偶尔出现右足抽搐。陈师诊其舌质由绛转红，脉尚细数。药已中病，将原方黄连减至8g，余药不变，嘱服2剂。

又2日来诊，患儿已不心烦，夜能安卧，右足抽搐停止，口角糜烂渐好，唇色略红，舌质不红绛，上有薄白苔，脉细微数。遂改拟叶氏益胃汤加减。

处方：

| 沙参 20g | 麦冬 15g | 石斛 10g | 玉竹 12g |
| 天花粉 10g | 生谷芽 15g | 白芍 12g | 甘草 5g |

2剂，水煎服。

服完后再来复诊时，诸症已平复，遂改用参苓白术散加减，嘱回家调理。月余后，随访患儿已经康复，开始复学读书。

按：本例患儿，病暑温之后，一直以心烦不宁、夜间不能入睡为主症，且有舌质红绛、干燥乏津、脉象细数有力等表现，可以说是典型的肾阴虚于下，心火亢于上，心肾不得相交之证，此与黄连阿胶汤所主病机完全一致，故放手用之。由于右脚时时抽搐，故于方中加甘草，意在与白芍相配，能酸甘化阴以缓急；加生地既可增强滋阴清热作用，又能防止蜈蚣、全蝎之辛燥。合而用之，更能切中病情，从而收到良好效果。

（二）内科病治验

1. 肺系疾病

（1）慢性支气管炎

袁某，男，56岁。1991年12月17日初诊。患者诉患慢性支气管炎10年，每到冬季即反复发作。刻诊：咳嗽，气喘，胸闷，痰多，痰黏滞不易咯出，微咸，唇口发绀，心累气急，夜晚不能平卧，舌红苔薄白，中后部有少许黄腻苔，脉滑细数。陈师根据脉证诊为痰饮咳喘，且痰饮已化热，处以苓甘五味姜辛汤加味治疗。

处方：

茯苓 12g	甘草 5g	五味子 6g	干姜 10g
北细辛 6g	法半夏 12g	杏仁 12g	紫菀 12g
枇杷叶 15g	黄芩 10g	鱼腥草 30g	陈皮 10g

3剂，如法煎服。

二诊：患者服药3剂，咳喘明显好转，心累气急缓解，夜能平卧，痰仍多，舌白，纳差，倦怠，舌暗红苔薄腻，脉细数。药后里热现象已除，标证缓解，但本虚开始显露，陈师本"急则治标，缓则固本"的原则，以六君子汤加味，培土生金，化痰止咳平喘，标本兼顾。

处方：

党参 20g	白术 10g	茯苓 12g	法半夏 12g
陈皮 10g	厚朴 12g	紫菀 12g	枇杷叶 15g
浙贝母 12g	薏苡仁 18g	冬瓜仁 15g	白豆蔻（后下）5g
炙甘草 3g			

服上方3剂后，咳喘渐平，纳食有增，腻苔渐化，脉仍滑细。标证基本控制后，陈师予固本方调补肺肾，以新定蛤蚧散化裁。

患者服药1个月后，诸恙悉平，病获痊愈，追访至今，情况良好。

按：陈师认为，慢支、肺气肿、肺心病，从生理而言，"肺为气之统，肾为气之根；肺主出气，肾主纳气"（《医原》），呼吸关系肺、肾两脏；从病理而言，咳喘之证"实喘者有邪，邪气实也；虚喘者无邪，元气虚也"（《景岳全书》），实喘责之于肺，虚喘责之于肾。因此治疗上，发作时重在治标，治标重在肺；平时重在治本，治本重在肾。若咳喘甚、痰涎多，根据患者脉证，辨证论治，则重在治标。寒证常选用小青龙汤、苓甘五味姜辛汤、射干麻黄汤等；热证常选用麻杏石甘汤、清金化痰汤、清气化痰丸等；痰涎盛者，多用瓜贝二陈汤、枳桔二陈汤等；不偏寒热者，常选止嗽散加减应用。待痰涎少、咳喘平，标证控制后，则选用自拟新定蛤蚧散（百合、枸杞子、蛤蚧、川贝母、胡桃肉等）炼蜜丸或做散剂嘱病人长服，调补肺肾，重点治本。陈师缓急有序，标本论治，层次清晰，用此法治愈了不少患老慢支、肺气肿的咳喘病人。

（2）间质性肺炎

田某，女，28岁。1991年5月27日初诊。患间质性肺炎，病已2月余。现咳嗽，胸闷，痰白或微黄，神疲纳呆，动则气喘，舌边红，苔薄腻，脉滑数。陈师根据脉证表现，辨证为肺脾气虚，痰浊阻肺，肺失宣肃。陈师认为，现痰浊肆虐，宜先治其标，以千金苇茎汤合瓜贝二陈汤化裁治疗。

处方：

苇茎 15g	冬瓜仁 12g	桃仁 12g	薏苡仁 20g
法半夏 12g	陈皮 10g	茯苓 15g	瓜蒌皮 12g
浙贝母 12g	鱼腥草 30g	炙甘草 3g	

上方出入共3诊，服9剂药。现患者痰少，微咳，食少，纳谷不香，动则心累气短，舌红，苔薄腻，脉细小数。标证控制后，当固其根本，遂以参苓白术散加减化裁，培土生金。

处方：

明沙参 30g	白术 10g	薏苡仁 20g	云茯苓 10g
扁豆 12g	莲子 12g	砂仁（后下）10g	百合 30g
浙贝 12g	桔梗 10g	冬瓜仁 12g	怀山药 15g
谷芽 15g	炙甘草 5g		

上方出入共服药2月余，约40剂，各种症状消失，各类检查均属正常，病告痊愈。追访3年，未复发。

　　按：肺司呼吸与天气相通，起"吐故纳新"的作用，为人身之橐籥，故有"肺为气之主"之说。肾藏精而与命门相通，肾脉又上通于肺。只有肾中精气充盛，才能健全肺的肃降作用，使吸入之气下纳于肾，故有"肾为气之根"之说。若肾之精气不足，摄纳无权，则气浮于上；或肺气久虚，久病及肾，均可导致肾不纳气而动则气喘之症。因此，呼吸之气虽出入于肺，但呼吸之根关乎于肾。陈师抓住这一生理病理特点，分期论治，发作时重点治标，咳喘平后则重在治本，或培土生金，或补益肺肾。这一治法是陈师治疗肺系疾患的有效经验，疗效显著。

　　（3）哮喘发作

　　马某，女，34岁。1991年5月产后哮喘发作，经中西医多方治疗罔效，病情加重，急请陈师会诊。刻诊：病人产后，神疲倦怠，面色少华，咳喘不能平卧，端坐呼吸，口唇发绀，舌红少苔，脉细数。翻其所服药方，已用过定喘汤、麻杏石甘汤等，未见寸功。陈师细询其体质情况，病人曰：素怯寒冷，即使三伏暑天，睡觉亦要盖棉被。闻其此说，陈师心中豁然，根据其体质情况和病在产后，果断舍其舌脉，辨证为寒饮哮喘，"病痰饮者当以温药和之"，遂处以真武汤加味治疗。

　　处方：

制附片（先煎）30g	茯苓15g	白芍20g	生姜10g
白术12g	北细辛6g	五味子6g	干姜10g
麻绒8g	法半夏12g	甘草3g	

　　服药3剂后，病人情况大有好转，咳喘减，已能平卧，仍体倦，纳差，舌脉同前。故于上方减附子为15g，生姜5g，干姜5g，加党参15g，继进。调理半月余，病人痊愈。该病人常每入冬季哮喘复发，应用此法仍能取效。

　　按：体质是决定外邪入侵后化热化寒的重要因素，亦即辩证法认为："外因是变化的条件，内因是变化的根据，外因通过内因而起作用。"因此陈师临证之际，常追问病人素体情况，注重体质辨证。此患者病在产后，产后气血虚弱，冲任空虚，感受风寒后，外邪极易乘虚直中少阴，而发为寒饮喘逆，加之病人素体阳气不足，扶阳犹恐不及，大量苦寒之品投入更伤阳气，南辕北辙，疾病当然不能获愈。陈师辨证准确，以大剂量附片为主药，温阳散寒蠲饮，才力挽颓局，收此全功。真武汤加姜、辛、五味，是陈师治疗阳虚咳喘的常用之法，疗效显著。

2. 泌尿系疾病

陈师治疗泌尿系疾患，如尿道炎、膀胱炎、肾盂肾炎等，在急性发作期重在治标以控制症状，常选用自拟新加二妙散。标证一除，则以六味地黄丸、八味地黄丸、左归饮、右归饮等培补肾气，固其根本，巩固疗效，以防复发。

慢性肾盂肾炎

余某，女，40岁。1991年12月6日初诊。患慢性肾盂肾炎8年余，反复发作，长期服药。因尿频、尿急、尿痛2天就诊。现尿少淋沥不畅，尿痛牵连小腹疼痛，腰痛，尿沉渣常规镜检有大量白细胞，兼见轻度蛋白尿，肾区有叩击痛。舌红苔薄黄，脉细弦数。陈师诊为"淋证"，证属下焦湿热，治以清利下焦湿热为先导，以新加二妙散化裁。

处方：

忍冬藤 30g	红藤 30g	苍术 12g	盐黄柏 12g
石韦 15g	萹蓄 12g	瞿麦 12g	车前草 30g
薏苡仁 20g	蚕沙（包煎）12g	琥珀（包煎）6g	焦栀子 12g
甘草梢 3g			

以上方出入共2诊，服6剂药。现尿路刺激征消失，腰痛好转，舌红苔薄，脉细微数。标证一除，急固其本，防止复发。

处方：

熟地 15g	山萸肉 12g	川续断 12g	杜仲 12g
苍术 10g	盐黄柏 12g	忍冬藤 30g	红藤 30g
茯苓 10g	泽泻 10g	菟丝子 12g	牡丹皮 10g
砂仁（后下）6g			

服上方4剂，尿检恢复正常。陈师处以六味地黄丸2瓶，嘱其长服，以巩固疗效，随访1年余，未复发。

按： 陈师认为，急性肾盂肾炎初起多属实证，慢性肾盂肾炎急性发作则多属虚中夹实证，而非急性发作者多为虚证。小便频数明显，量少涩痛，为湿热蕴结膀胱所致，属标实症急，此时以祛邪为主，新加二妙散是陈师最常选用的有效方。若兼见血尿者，常加用大蓟、小蓟、白茅根、牡丹皮；腰痛酸软者，加杜仲、续断、桑寄生；尿道有刺痛，加生蒲黄、熟蒲黄及滑石等。标证消失，重在补虚固本，根据不同病情选用方剂。肝肾阴虚者，选用六味地黄丸、左归饮；气阴不足者，选用生脉饮、大补元煎；肾阳不足者，可选用金匮肾气丸、右归饮等。攻补要把握好时机，标急之证，邪气未除，早用补涩，难免有留邪之弊而使病程迁延；标证已除，过用清剂，又会徒伤正气。因此，临证之际，当密切注意病机变化，随其虚实而灵活掌握，方能获愈。

3. 痹病

陈师治疗寒湿痹病常在苓桂术甘汤的基础上，加用附子、防己、薏苡仁、牛膝，组成附子八物汤，对痛痹、着痹有较好疗效。

着痹

张某，女，56岁。1993年9月24日初诊。双下肢关节疼痛多年，加重1周就诊。现双膝关节疼痛，痛处固定，畏寒肢冷，逢寒则加剧，遇热则痛缓，日轻夜重，行走困难，痛处无红肿，但有明显重着感，舌淡红，苔白腻，脉沉缓。左膝关节有外伤史。陈师辨证为寒湿下流，湿痹关节，处以附子八物汤加味。

处方：

制附片（先煎）30g	防己 15g	白术 20g	茯苓 15g
桂枝 30g	甘草 6g	薏苡仁 30g	怀牛膝 20g
伸筋草 30g	独活 12g	苍术 12g	威灵仙 10g
川续断 12g			

服用上方3剂复诊，谓关节疼痛明显减轻，冷感消失。药已中的，效不更方，续进。病人共复诊3次，服药9剂，关节疼痛消失，痹病痊愈。

按：仲景苓桂术甘汤本为中阳不足、水气为患而设，陈师活用经方，加附子与桂枝同用，功能温经通脉、逐湿散寒，且两者皆重用至30g，力大势宏；加入防己、薏苡仁、牛膝，则能增强利湿散寒、宣痹止痛的功效；随证加入独活、苍术、威灵仙、伸筋草、续断等药物，目的在于增加主方功效，共奏温经通脉、逐温散寒、蠲痹止痛之功。此为陈师治疗寒湿痹病的有效方，屡试屡效。

（三）妇科病治验

陈师常说："虽然各科有各科的辨证特点，但彼此之间又有共通之处。"陈师不但长于内科杂病，对于妇科病症亦别有会心，常常不落窠臼，独辟蹊径。

1. 降气引血，治疗倒经

（1）经期咯血

余某，女，23 岁。1991 年 12 月 20 日初诊。每遇月经期则咯血，现已 1 年余，月经净后自止。月经量少，色暗，经行 2 天，时有周期提前。每遇情志影响则咯血量较多，有血块，咯血时胸闷，时有痛感，经期心烦易怒，口干，舌红，苔薄黄，脉弦数。陈师诊为肝经郁滞，血热逆行，治当疏肝清热、降逆引血归经。

处方：

苏子 10g	生地 12g	牡丹皮 10g	牛膝 20g
浙贝母 12g	赤芍 12g	枳壳 10g	黄芩 10g
焦栀子 12g	茯苓 12g	当归 10g	川芎 10g
车前子 8g	香附 12g		

服上方 3 剂后，谓月经来潮，未见倒经，经行 4 天干净。月经期情绪稳定，无心烦易怒等现象。随访半年余，未再发生倒经。

按： 月经来潮前一两天，或正值经行时，出现有规律的吐血或衄血，伴随月经周期发作，常可导致月经减少或不行，似乎月经倒行逆上，称为"经行吐衄"，或称"倒经""逆经"。陈师认为，产生倒经的主要原因是血热气逆。气为血帅，血随气行，气热则血热而妄行，气逆则血逆而上溢，有升无降，倒行于上。故治疗时，当以顺降为主，"顺气调经，经自准也"（《万病回春》）。陈师常于清热调经方中加善能降气之苏子，使气降则血降，气顺则经调。

（2）经期鼻衄

周某，女，34 岁。1992 年 2 月 23 日初诊。近半年来，常于月经期出现鼻衄。近日来眠差，多梦，头痛昏胀，正值月经期，月经量少，色红，鼻衄，舌红，苔薄，脉细弦。陈师认为，此属倒经，由于血热上冲，故除鼻衄外，亦兼见头痛、失眠等诸症，治当降气引血归经、平冲凉血止衄。

处方：

苏子 6g	当归 10g	生地 12g	川芎 10g
赤芍 10g	牡丹皮 10g	荆芥炭 10g	侧柏炭 30g
炒香附 12g	益母草 30g	怀牛膝 12g	枳壳 10g
茯苓 12g	夜交藤 30g		

上方服 3 剂。服 1 剂后衄血即止，经行通畅。3 剂尽，则头痛除，睡眠恢复。追访未见复发。

按："气为血之帅，血为气之母"，气赖血以载，血赖气以行。倒经一症，盖由气火上扬，逼血上溢而成。"错经妄行于口鼻者，是火载血上，气之乱也"（《万病回春》）。陈师以降气为先，气降则血降，再配以调经引血下行之品，"复其下行为顺之常"。血热者，配以清热凉血；肝郁者，结合疏肝解郁；阴虚者，滋阴润燥。一般二三剂药即能取效。

2. 健脾止带，巧愈头痛

陈师治疗妇人头昏痛，常要询问其带下情况。陈师谓，带下量多，常是导致妇人头昏头痛的主要原因，此多为脾虚湿气下注所致。陈师常将其通俗地比喻为"泄气之皮球"，气漏于下，头昏头痛于上。治其带下，头昏痛自愈。

（1）头昏痛脾虚证

王某，女，46 岁。1992 年 1 月 12 日初诊。诉头昏痛半年余，白带量多，绵绵不断，腰痛，右侧较甚，面色㿠白，精神倦怠，大便溏薄，四肢清冷，舌淡红，苔薄白，脉沉细。陈师诊为带下头痛，证属脾肾两虚，寒湿下流，冲任不固，带失约束。治当健脾升阳祛湿，温肾固冲止带。

处方：

党参 30g	白术 12g	茯苓 10g	扁豆 12g
薏苡仁 18g	杜仲 12g	鹿角霜 15g	熟地 12g
砂仁（后下）8g	芡实 30g	黄芪 30g	白鸡冠花 30g
炙甘草 3g			

服上方 3 剂，谓头痛止，白带转少，腰痛消失。药已中的，效不更方，续

进。以上方为主，稍加化裁又进 6 剂，带下已止。大便转干，日 1 次，纳食有增，精神可，病告痊愈。

（2）头昏痛脾虚夹湿热证

汪某，女，34 岁。1991 年 11 月 8 日初诊。头昏痛阵发，已月余。疲倦，纳呆，大便时溏，白带量多色黄，舌红，苔薄黄腻，脉滑数。陈师诊为脾虚湿热带下，法当健脾清热、利湿止带。

处方：

黄芪 30g	苍术 10g	白术 10g	泽泻 10g
乌贼骨 15g	忍冬藤 30g	党参 20g	茯苓 10g
琥珀（包煎）6g	盐黄柏 12g	白鸡冠花 12g	车前仁 6g

服上方 3 剂，谓头昏痛少发，黄带转白，量减少。仍本上方出入，去忍冬藤、红藤，加生龙骨 30g，服 3 剂后，诸恙悉平。

按：导致妇女带下异常的原因众多，脾虚、肾虚、湿热之邪均能致病，故临床上又有白带、黄带、赤白带等区分。临证又尤以白带多见，《女科经纶》中指出："白带多是脾虚，肝气郁则脾受伤，脾伤则湿土之气下陷，是脾精不守，不能输为荣血，而下白滑之物……盖以白带多属气虚，故健脾补气要法也。"此语实为经验之谈，不但指出了白带的病理机制，而且阐明了妇人带下头痛的机理。头为诸阳之会、精明之府、脑髓之海，赖气血以濡养。《灵枢·口问》曰："上气不足，脑为之不满，耳为之苦鸣，头为之苦倾，目为之眩。"《灵枢·海论》亦曰："髓海不足，则脑转耳鸣，胫酸眩冒，目无所见，懈怠安卧。"脾（胃）为后天之本、气血生化之源，脾运正常，则气血化生；精微上注，则头脑清灵，元神旺盛。若脾气受损，运化失职，水谷精微之物不能上输以生气血，濡养头目，反聚为湿，流注下焦，伤及任脉，而为带下，即头昏痛、带下并见之理。陈师洞晓其理，故常以完带汤、参苓白术散、四君子汤等为主方。兼见肾气不足者，加用鹿角片（或鹿角霜）、杜仲、川续断、菟丝子等物；兼见湿热下注黄带明显者，合用二妙散、忍冬藤、红藤；白带量多者加白鸡冠花、乌贼骨、生龙骨等；兼见赤白带者，加入茜草根、黑荆芥、益母草。此即陈师不治头痛而头痛自愈，抓纲析机，辨证论治的高明之处。

3. 清热除湿，遏止崩漏

黄某，女，49岁。成都中药厂会计。患崩中已数月，中西医治疗无效，西医嘱其加强营养，卧床休息，以待绝经。病人痛苦万分。后经友人介绍，前来陈师处求治。时近绝经年龄，身体肥胖，脘痞食少，心烦易怒，而且崩中不止已数月，舌质红，苔白腻后部微黄，脉象弦数。陈师用家传清玉止崩汤1剂，嘱服后以观进退。

处方：

生地 15g	归尾 10g	川芎 10g	赤芍 10g
牡丹皮 10g	黄连 10g	黄芩 12g	茯苓 10g
半夏 10g	陈皮 10g	甘草 3g	炒香附 12g
苍术（米泔水浸，炒）10g		柴胡 8g	升麻 10g

水煎服。

1周后，其夫偕同患者来诊，谓服药1剂后，病情大减，后又继服2剂，现血崩已基本控制。后清理余邪及调理脾胃将近1个月，诸恙告愈。

按： 陈师临床几十年，又聆闻家秘，受教于先师，得先师指点，对崩中之大证，尤有卓见。陈师认为，对于将近更年期之妇女，身体肥胖壮实之阳崩证，辨证多为湿热，用清玉止崩汤一方，屡有效验。该方适用于妇人身体肥胖、脘痞食少、心烦易怒，时近绝经之年龄，而且崩中不止，舌质红，苔白腻或微黄，脉象弦数，或沉缓有力。

妇人年近经绝之时，血海已虚，虚则易于生热，加上素体肥胖，脾湿常重，乘虚下流，与热相合，逼血下行，而成崩中不止之候。这种病情，若用通套诸法，实难获效。故清玉止崩汤乃针对病机而设，经长期运用，收效颇佳。由于离经之血难以尽去，与湿热相合，瘀阻胞宫，故方中应用生地、牡丹皮、归尾、川芎、赤芍清热凉血、祛瘀生新；黄连、黄芩清热燥湿、坚阴止血；茯苓、半夏、陈皮、苍术、香附、甘草燥湿化痰、和胃理气；柴胡、升麻升提清气。且柴胡与半夏、黄芩、甘草相伍，寓小柴胡汤之义，有调整枢机之用。故诸药相配为方，具有清热凉血、祛瘀生新、燥湿坚阴、调和升降、理气化湿之功，以收不止血而血崩自止之效。

4. 更年诸症，解郁为先

妇女更年期，发生在绝经前后卵巢功能衰退之时。一般在50岁左右常出现经行紊乱、头晕耳鸣、心悸失眠、烦躁易怒、烘热汗出、五心烦热、无端惊恐、忧郁猜疑，或浮肿便溏、腰酸骨楚、倦怠乏力等，这些证候往往三三两两、轻重不一地综合出现，有的甚至可延续两三年。陈师对此病认识独特，他认为本病之本在肾，而标在肝，肝肾"乙癸同源"，又常相互影响，所以肝肾同治亦即标本同治。但更年期出现在老年阶段，老年人肾衰原是正常生理现象，故肾虽为本而治疗重点仍应在肝。从临床表现看，患者多情志异常，自觉症状多且变异大，其病理机制仍以肝气郁结为主。故陈师治疗此类病人，常以解郁为先，越鞠丸、逍遥散为其首选方剂。标急已除，然后以六味、杞菊、八味、二至、二仙等培肾固本。

唐某，女，50岁。1993年4月20日初诊。胸闷、心悸、气短2年余。诉48岁时月经回潮，出现心悸，气短，心烦易怒，眠差，头昏痛时作时止，胸中憋闷，喜叹息，时而寒热，时而烘热汗出，时而自觉寒冷，时常呃气，腹胀，大小便可。于四川省某医院检查心电图示：心肌缺血，窦性心律。舌红，苔薄白干，脉细弦。陈师诊为"郁证"，属更年期综合征，治宜疏肝解郁，方选越鞠丸加味。

处方：

茯苓 12g	焦栀子 12g	川芎 12g	香附 12g
神曲 12g	苏叶 18g	法半夏 12g	陈皮 12g
苍术 12g	枳壳 12g	竹茹 12g	淡豆豉 10g
浙贝母 12g			

服药3剂后情况良好，自觉诸症顿减，心中畅快，情绪稳定，要求继续治疗。仍以上方3剂续进。以后连续治疗2月余，陈师嘱以杞菊地黄丸长服。随访1年余，情况良好。

按：更年期综合征，证候繁杂，变异性大，常随患者情绪而变动。陈师抓住其证候特点，主张先以疏导为主，肝气郁结则诸症蜂起，肝气疏达则诸症缓解。标急之症控制后，用培补肾气、燮理阴阳之品固其根本。若不注意解郁为先，徒用补益，常欲速则不达。

（四）疑难病治验

陈师临证时非常重视病史的追踪，特别是对一些疑难病和痼疾，通过追踪病史，详细了解疾病的始发原因，则能找到治疗的关键，切中肯綮，一矢中的。

1. 理气通腑治郁证

李某，女，34 岁。时发晕厥，手足抽搐，口吐涎沫，病已 2 年余。北京一专家诊断为"癫痫"，认为此属难治之症。陈师接诊时，患者仍在服用苯妥英钠，虽晕厥已少发，但手足抽搐不止，长期卧床，痛苦万分。刻诊：手足抽搐，时欲呕吐，心下急迫，胸中烦闷，大便秘结，苔浊腻，脉弦滑。观其所服中药处方甚杂，镇肝息风、养心宁神、补益气血、调补肝肾之剂皆有。陈师认真询问病史，详察病因，通过反复思考发现，该女患者由于家庭关系长期忧郁不舒，精神压力很大。鉴于此，陈师从致病因素考虑，认为此乃气机郁闭，日久生痰，痰窜经络所致，证属郁证范围，遂以疏肝解郁、理气豁痰、活络通腑为法，处以大柴胡汤为主加减。

处方：

柴胡 12g	半夏 12g	枳实 15g	赤芍 12g
黄芩 12g	石菖蒲 6g	郁金 12g	生姜 6g
陈皮 10g	大黄（另煎兑服，便通即止）10g		

2 剂，煎服。

2 日后复诊，手足抽搐大减，不欲呕，大便已通，胸中烦闷和心下急迫亦明显减轻，舌苔退去 1/3，脉仍弦滑。随后一直本调理肝气、解郁豁痰之法，约 2 年，诸恙悉平，病获痊愈。

按：追踪病史，详察致病始因，是治愈本案的关键。陈师通过详细询问病情发现，该女病人系外埠人远嫁此地，其丈夫五十有余，加上左眼受伤失明，娶妻不易，常恐其妻外出被人挑唆，故不让其单独行动。长此以往，致患者精神压力很大，长期忧郁不舒。发病之前，又与他人口角，遂突发此病。陈师分析，病人长期抑郁不舒，造成气机郁闭，气血津液流行不畅，化生痰浊；与人口角，怒伤肝气，气机逆乱，痰浊随气而行，内蒙清窍，外窜经络，故晕厥时发、手足抽搐不止；气机壅闭不通，故心下急迫、烦闷欲呕、大便秘结等症顿生。陈师精审证因，以调理肝气、解郁豁痰为法，治愈此案，给人以启迪。

2. 疏理清宣治重度失眠

何某，女，41岁。1991年11月22日初诊。德阳人，有癔症史。严重失眠2个月就诊。刻诊：每晚仅能入睡1小时左右，记忆力明显减退，头昏乏力，心烦，口干渴，舌红苔薄黄，脉弦细。曾屡用安定、中药制剂，效果不佳。陈师初步判定为热扰胸膈证，后详细询问发病经过。其丈夫谓，2月前其妻骑车与汽车相撞，受惊吓后发病。陈师分析后认为，此乃受惊吓后，气机逆乱，影响肝胆疏泄，神魂失守，郁热内起使然，治应以疏利肝胆、调理气机、清宣郁热为法，以温胆汤、栀子豉汤为主化裁。

处方一：

炒香附 12g	郁金 12g	菊花 12g	连翘 12g
茯苓 10g	法半夏 10g	陈皮 10g	枳壳 10g
竹茹 12g	夜交藤 30g	蒺藜 12g	蔓荆子 12g
甘草 3g			

4剂，白天煎服。

处方二：

焦栀子 15g	淡豆豉 12g	朱砂（研细冲服）5g

2剂，夜晚临睡前，水煎服。

4日后二诊，药后心中烦热、口渴顿减，夜能入寐约5小时。药已中的，去方二不用，方一中加入炒枣仁15g，易茯苓为茯神12g，续进。调理半月余，痊愈。

按： 肝为藏血之脏，魂居其中，正常情况下，肝主疏泄条达，功能正常则肝血得养，神魂得守。病人突受惊吓，"惊则气乱"，肝胆疏泄功能失常，则血不养神，魂失内守，灵机顿失，不寐、健忘接踵而来；气机逆乱，胆气不舒，郁热内生，胸膈热扰，故心中懊憹，反复颠倒难以入寐。若不详审病因，辨证为热扰胸膈，则仅仅是抓住了病症的一方面，肝胆疏泄功能失常，才是病变根本。因此，陈师双管齐下，疏利肝胆与清宣郁热并行，白天重在疏利肝胆、清宣气机，以温胆汤加香附、郁金及清轻之菊花、蒺藜、蔓荆子等品，调理气机，展气化以清轻；晚上入睡前重在清心宁神、清宣郁热，作为白天药之后继，可谓匠心独具。

3. 活血化瘀治纳呆

郭某，男，6岁。发育较差，面色青黄，毛发枯焦直立，饮食不香，其父母亦为中医学院职工，懂得医学，疑其为脾胃虚弱，曾自给脾胃药调理，但久治不愈，遂请陈师诊治。刻下：患者二便通利，不发热，精神可，舌淡红，舌尖有瘀点，脉沉细。认真询问其父母，知患儿自幼喜欢蹦跳，常摔伤头部。陈师认为此乃瘀血为患，导致气血失荣，而非脾胃虚弱。遂处以通窍活血汤加减治疗。

处方：

桃仁 10g	红花 6g	当归 10g	炮山甲 6g
川芎 6g	赤芍 10g	桂枝 6g	牡丹皮 10g
生姜 3 片	青葱管 3 根	甘草 3g	

服药 4 剂后，饮食有增，面色好转。继服 4 剂，毛发枯焦亦有改善，不再直立，继续用活血化瘀法调治月余而愈。

按：血是维持生命活动的基本物质之一，《金匮钩玄·血属阴难成易亏论》曰："血盛则形盛，血弱则形衰。"血液充去，则机体健壮、面色红润；发为血之余，血盛则头发茂盛。气血瘀阻，瘀血不去，则新血难生，脏腑、经络失养，故临证可见面色青黄，甚则面色黧黑、肌肤甲错、头发焦枯。陈师抓住患儿经常有摔伤头部史，视之舌有瘀点、面色青黄、头发焦枯直立，故以活血化瘀为法，瘀去则新血生。

4. 调理中焦枢机治高血压

赵某，女，30岁。1991 年 5 月初诊。因患"多发性动脉炎"在成都某医院治疗 3 月余，血压持续在（180～210）/（130～160）mmHg 之间，病情无好转，病家焦急，来院求治。刻诊：患者头晕头痛，目眩，口苦心烦，心下痞闷，纳谷不香，腹微胀满，大便不爽，小便黄，舌质红，苔浊腻略黄，中心板结，右脉沉弦，细而有力，左脉伏匿不见。陈师根据脉证辨析，断其为湿热痰浊食滞阻碍中焦，脾胃升降失常，致使上下不交。遂治以涤痰消滞、苦辛开泄，佐以芳化渗利。

处方：

菖蒲 6g	郁金 12g	浙贝母 12g	半夏 12g
枳实 12g	陈皮 10g	焦栀子 12g	连翘 12g
白蔻（打烂，后下）6g		神曲 12g	茵陈 20g
通草 6g		滑石 20g	

服药 2 剂后复诊，患者头痛略减，苔黄较前为甚，余症无明显变化。仍于原方去滑石、连翘，加玄明粉、厚朴，以荡涤湿热痰浊宿滞。再诊时，谓服药后泻下黏腻浊物甚多，心烦大减，腹胀，黄腻苔亦除，已思饮食，血压降至140/90mmHg。经继续治疗，血压很快恢复正常。后以宣痹通络、活血化瘀、调理气血为主，进补益脾胃之品，以巩固疗效，1 年余诸症消失，基本康复，恢复工作。

按：脾胃为人体气机上下升降之枢轴，故斡旋中气，即升脾降胃、升清降浊之法，实为调整全身气机之关键。无论是枢轴不转，还是升降失常，皆当以斡旋中气为要。本案乃湿热、痰浊、食滞阻于中焦，致使清阳不升，浊阴不降，导致血压升高、脘痞腹胀、大便不爽。陈师抓住主要矛盾，以苦辛通降为主，浊阴得降，则清阳自升。此乃"上工平气"之确证。

5. 疏理少阳枢机治小儿目睛不转

杜某，女，3 岁。3 天前突然眼球不能转动，头痛，眼压升高，急邀陈师会诊。据其母代述，患儿 3 天前受惊，突然眼球不能转动，头痛，呕吐。在成都某医院儿科观察一晚，后又转入某医院脑外科，检查眼压升高，疑为"颅内占位性病变"，经各种对症处理无效，其家长要求中医治疗。观患儿发育良好，神志清楚，双眼眼球上翻，不能转动，身有微热，头痛阵发，时有呕吐，二便通利，舌红，苔白滑，脉弦滑。据此脉证，陈师认为此属感受外邪，里有痰热，胆胃不和之候。暂以温胆汤合连苏饮与服。

处方：

| 陈皮 8g | 法半夏 10g | 茯苓 10g | 枳实 8g |
| 竹茹 10g | 黄连 5g | 苏叶 12g | 甘草 3g |

1 剂，水煎服。

翌日再诊，其母诉患儿服药后呕吐减少，其余未有新的变化。陈师反复检查，发现患儿头项不强直、胸腹不胀满、心中不烦躁、二便无异常，只是仍时觉头痛，微发热，无汗，脉弦滑。遂按少阳枢机失运治疗，处以小柴胡汤加减化裁，以和解枢机，兼以疏风解痉、和胃化痰。

处方：

柴胡 10g	黄芩 12g	法半夏 10g	生姜 6g
甘草 3g	茯苓 12g	陈皮 8g	竹茹 10g
僵蚕 10g	蝉蜕 6g	钩藤 15g	

服药 3 剂，患儿父亲来告，谓其服药以后，两眼已转动如常，诸恙已失，并下地玩耍。继用六君子汤加味调理而安。患儿父母为了排除颅内占位性病变而做 CT 检查，未发现异常，眼压亦已恢复正常。今已健康成长，未复发。

按：少阳为枢，位居半表半里，而三焦与胆的生理机能活动决定它与人身气血的内外开阖和升降出入密切相关，加之三焦通于腠理，其气游行于上下、内外、表里之间，故少阳有"游部""隙地"之称。因此，少阳之气既可以向内向外，又可以从阴从阳，从而具有表里出入的枢机作用。陈师谓，正因为少阳的主枢机作用，因此很多疾病可以借用小柴胡汤转枢机，使其气机枢转正常，邪去正复，疾病得解。陈师认为，五脏六腑之精气皆上注于目，目睛转动灵活，犹如枢机运转如常。若枢机不利，则目睛转动失度。陈师反复检查本案患儿，抓住患儿有受惊史，"惊则气乱"，气机逆乱则枢机不利，目睛反背，因此巧用小柴胡汤转枢机、理气机，化解了此例疑难病症，也体现了陈师常说的"治病之巧，寓于调枢之中"。

6. 补益先天治崩漏、不孕

贾某，女，39 岁。1992 年 11 月 7 日初诊。诉每月月经二至，中期出血 3 年余，结婚 3 年来无子，中西医多方求治，效不显，曾一度失去信心，停服一切药物，任其发展，后经同事介绍来诊。刻诊：患者每于月经净后 5 ~ 7 天又出血，淋漓不断，一月之中几无净日，心情沉闷颓丧，纳食少，食后即感困倦，大便稀溏，每日 2 ~ 3 次，动则气短乏力，腹部有下坠感，口中津液少，口干不思饮，舌胖大有齿痕，苔薄白，脉细软。西医诊为排卵期出血，属雌激素缺乏症。结合脉证考虑，认为此属中医崩漏范畴，辨证为脾虚气陷，脾不统血。治以升阳举陷、益气止血为法，以补中益气汤化裁。

处方：

党参 30g	黄芪 40g	白术 15g	升麻 6g
柴胡 6g	当归 12g	阿胶（烊服）12g	益母草 30g
陈皮 6g	炙甘草 5g	仙鹤草 30g	

以上方出入，服药 10 余剂，病情控制，中期出血停止，饮食有增，大便转干，日 1 次，精神可。但患者谓服药则可，停药即复发，反反复复。据此余请教老师，陈师认真听完后告曰：抓住脾虚气陷乃属对路，但只是抓住了其中一个方面，还应明了先后二天转换之理，"先天生后天，后天养先天"，肾受五脏六腑之精而藏，五脏六腑受肾之助以生，相辅相成，才能生化不息。患者病已 3 年有余，"五脏之伤，穷必及肾"，此其一也；根据脉证，火虚不能生土，失去摄纳乃是病发根本。余闻之，真有"听师一席语，胜读十年书"之感。遂以温养脾肾、调补冲任、填精止血为法。

处方：

鹿角片（先煎）20g	菟丝子 30g	杭巴戟 12g	枸杞子 12g
党参 30g	白术 15g	茯苓 15g	阿胶（烊服）12g
鹿胶（烊服）12g	淫羊藿 30g	益母草 30g	川续断 15g
炙甘草 5g			

以上方出入，腰膝酸软则加入杜仲、桑寄生、狗脊；白带清稀量多，则加入怀山药、苍术、白鸡冠花；气血不足，酌情加入黄芪、当归；畏寒肢冷，加制附片、肉桂等。服药共 3 月余，诸症悉平，停药半年无复发，现已怀孕 4 月余，时有腰痛前来就诊，余均正常。

按： 此案为陈师学生杨殿兴治案，经陈师指点收治全功。肾为先天之本，先天禀赋不足，后天培养不周，则致肾虚；久病及肾，亦致肾虚。肾虚则五脏失养，封藏失职，继则内脏、胎孕、精、血、津液等皆失其常而诸病续起。故"夫人之生，以肾为主，人之病，多由肾虚而致者"（《校注妇人良方》）。本案病始生于冲任失调，脾虚气陷，致中期出血，月经淋漓不断。日久不治，则病冲任及肾，阴损及阳，致使肾中精气不足，火虚土衰，方有此变。开始只考虑到脾不统血，脾虚气陷，治疗虽能取效一时，但不能持久。业师指点迷津，犹如拨云见日，治疗改为以温肾填精为主后，功效日显，渐收全功。陈师谓，诸多慢性疾病从肾论治，皆具治本之义。诸如治疗老慢支、肺气肿、肺心病、间质性肺炎、慢性肾炎、肾病综合征等，标病一除，陈师皆用培补肾气以固本，疗效肯定。余跟师多年，亲自实践，体会尤深。

7. 补养后天治小儿便秘

李某，女，1岁。据其母代述，患儿自出生后至今，大便每六七日或十余日一解，量多，排便困难，经常需服用泻药或纳入肥皂条始得排便，西医疑为"巨结肠症"，因患儿太小，不能钡餐灌肠透视确诊。刻诊：患儿发育不良，形体瘦小，面色萎黄，腹部膨隆，舌质淡，苔薄白。指纹沉滞不显。经询问其母得知，患儿七月早产，出生后一直胃口较差，乳食不多。陈师分析认为，此证属脾胃虚弱，气血不足，立即停用泻下药，处以益气健脾，佐以养血滋润之剂。

处方：

党参 12g	白术 6g	茯苓 10g	当归 10g
熟地 10g	肉苁蓉 12g	白芍 10g	砂仁（打烂，后下）3g
黄芪 12g	甘草 3g		

连服上方6剂，1周后复诊，其母谓服药后患儿已能每日自解大便。见其大便已行，惟脾胃之气尚弱，仍用四君子汤为主加味。

处方：

党参 12g	白术 6g	茯苓 10g	砂仁（打烂，后下）3g
扁豆 10g	怀山药 10g	莲子 6g	谷芽 12g
当归 10g	熟地 10g	生姜 2片	大枣 10枚
炙甘草 3g			

药服6剂，其母前来告知，患儿乳食转好，大便能保持每日1行，排泄通畅。效不更方，嘱注意饮食，连服药月余，遂告痊愈。

二、医话

（一）对《伤寒论》方药的理解

1. 论仲景确立小柴胡汤方证的理论原则和加减变化规律

小柴胡汤是我国东汉末年的伟大医学家张仲景所创制的经方之一，其运用之广、加减及变方之多，在《伤寒论》及《金匮要略》中已可揆见。历代医家通过大量临床实践进一步扩大了它的适应范围，并发展出不少新的小柴胡方剂。目前其运用范围已涉及西医临床多个系统的若干疾病。正如左季云所说："此方功用颇多，加减变化亦无穷。"（《伤寒论类方汇参》）然而该方也并非万应灵药，它既有一定的适应范围，又有其禁忌证。为了更好地掌握它的临床运用，陈师就仲景确立小柴胡汤方证的理论原则及加减变化规律做了认真全面的讨论。

（1）小柴胡汤证的生理病理基础

小柴胡汤是针对伤寒邪入少阳之证而设，所以小柴胡汤证就是少阳证。那么少阳证的发生自然是和少阳所属的经络、脏腑及气化失常联系在一起的，换言之，它是伤寒之邪侵袭少阳，随着正邪斗争所出现的病理生理反应，而不是一个单纯的证候分类。因此要弄清小柴胡汤证的病变实质及其病机演变的各种有机联系，对其病理生理基础做一讨论颇有必要。但要研究它的病理机制，还得先回顾一下它的生理基础。

少阳的生理基础：少阳包括手足二经及所属的三焦和胆，并通过经脉相络与心包和肝互为表里。手足少阳两经的循行及少阳与厥阴的关系，《灵枢·经脉》论之甚详，故不再赘述。但它具有这样的几个特点不能忽视：①手足少阳二经在目锐眦相交，其气是相通的；②两经在人体体表的循行区域主要是在头角、耳前、耳后、耳中、胸胁及身之两侧，少阳位居太阳、阳明两经之间，太阳主表，阳明主里，故少阳主表里之间，一般称为半表半里；③三焦和胆通过经脉相络与心包和肝构成了阴阳互根的表里关系。这还只是少阳的形质，而更重要的是它的气化作用。由于经络是枝叶，脏腑是根本，所以三焦和胆的生理机能活动是少阳气化作用的中心环节。

　　根据《内经》《难经》二经的有关论述，三焦和胆的生理机能活动归纳起来有这样几个特点：①三焦主腠理，其气外通肌腠、内通脏腑，不仅是"中渎之腑"，能通调水道，而且为"元气之别使"，与命门一气相通，乃通行元气之处，故主相火，所以它是人体水火运行的道路，亦即水中之火腑；又三焦内接胃肠，与水谷的受纳、饮食的腐熟、气血的生化、营养的输送、废料的排泄关系也十分密切。②胆附于肝上，得肝之余气聚而成精则为胆汁，故为"中精之府"，主决断，内寄相火。虽然肝之疏泄影响胆汁的排泄，但同时也需胆气清利，肝之疏泄才能正常，如此互相配合，脾胃才无贼邪之患，其余脏腑的阴阳气血才能得以正常运行，故《素问·六节藏象论》云："凡十一脏取决于胆。"③三焦和胆虽各有不同的生理机能活动，但都是互相配合为用的。只有三焦通畅，水火之气通行不息，胆才能外应春生之气；反之又需胆之疏泄正常，三焦之气才能通畅和主持诸气。

　　此外，总体而言，少阳之经为多气少血，相火在三焦与胆的生理机能活动中又起着较为重要的作用。前代医家根据"天人相应"之理将相火之气与自然界的火气比类，认为后者合于前者，故称少阳为相火之经，主相火用事。由于少阳位居半表半里，而三焦与胆的生理功能活动与人体的气血运行以及气机的升降出入、内外开阖密切相关，故有"少阳主枢"之说。

　　少阳的病理机制：伤寒之邪侵袭少阳，无论是由他经传来或本经直接受病都会使少阳的气机郁结，致使胆火上炎，故见口苦；灼伤津液故见咽干；胆与肝合，肝开窍于目，邪热上扰空窍，故见目眩。所以《伤寒论·辨少阳病脉证并治》说："少阳之为病，口苦，咽干，目眩也。"（263条）这正是它不同于伤寒邪在太阳之表和阳明之里的主要点。但这并非使用小柴胡汤的依据，因为它还必须与小柴胡汤的主症并见，才能用小柴胡汤治疗。故论中有："伤寒五六日，中风，往来寒热，胸胁苦满，默默不欲饮食，心烦喜呕……小柴胡汤主之。"（96条）所举四症正是小柴胡汤的主症。因正邪相争于少阳的半表半里，邪胜则恶寒，正胜则发热，故寒热交替出现，而为往来寒热；少阳经脉循胸胁，邪犯少阳，致使气机郁结，胆火犯胃，致使胃气失和，故见默默不欲饮食；胆火内郁，扰及心胸，故见心烦；胃气失和，其气上逆，故见喜呕。既然这是少阳病的主症，但为什么不将之列入辨少阳病的提纲之中？这是一个非常重要的问题。揆其原因是少阳位居半表半里，其气游行出入于表里、上下、内外之间，故其为病除口苦、咽干、目眩之外，其他见症的可变性很大，即使上述四个主要症状也多不全具备，故仲景有"伤寒中风，有柴胡证，但见一证便是，不必悉具"（101条）的提示。同时在小柴胡汤证中列举了七个或然见症，这就更加突出了少阳病见症具有很大的可变性。如此表述不但能反映少阳病的病机特点，而且符合临床实践，又无削足适履之弊。可见少阳病的病理机制完全是和少阳的生理特点密切相关的。

（2）小柴胡汤的组方前提及功用

邪入少阳，病在半表半里，汗、吐、下法均非所宜，唯有和解少阳一法才能切中病情。所以，"法因证立，方从法出"是中医辨证立法组方的重要前提，因为只有这样才能做到"病皆与方相应"。综观小柴胡汤，无论是对药物的选择、配伍、用量、煎法等方面，都体现了这一原则。首先，从小柴胡汤的组成来看，方中选用了柴胡、黄芩、半夏、人参、甘草、生姜、大枣七味药物。柴胡气质轻清，苦味最薄，功善疏解少阳郁滞，以外散其邪；黄芩苦寒，气味较重，善清胸腹蕴热以除烦满；半夏辛温，既能开结豁痰，又能降逆止呕；生姜辛温散寒，能和胃降逆；大枣甘温，补益脾胃；甘草甘平，补脾益气，和中缓急，且能调和诸药；人参甘苦，微温，能益气生津。但小柴胡汤的功用并非七味药物疗效的机械相加，而是通过有机的配合产生协同作用，以达到和解少阳的目的。

这七味药物组成了六个药对，即：柴胡与黄芩，生姜与半夏，柴胡与生姜，黄芩与半夏，生姜与大枣，人参与甘草、大枣。这样配合所产生的作用则不同于单味药物的疗效。柴胡与黄芩同用能解半表半里之邪，以除往来寒热；生姜与半夏同用，既能和胃降逆止呕，又有辛温开结作用；黄芩与半夏同用则有苦降辛开作用，能解胆胃之失和；生姜与大枣同用，既能调和营卫，又可调和脾胃；人参与草、枣同用，则有益气和中、扶正祛邪的作用。再从总的来看，该方寒热并用，升降同施，则能调理枢机；祛邪与扶正同用，则祛邪不伤正，扶正不留邪。所以，如此配伍能共奏和解少阳、疏利三焦、调达升降、宣通内外、和畅气血之功。这些功用绝非方中某一药物或药对能够单独完成的，而是七味药物有机配合所产生的综合作用。仲景制方之妙，于此可以窥见一斑。如果进一步分析，七味药物的配伍也很有讲究，方中以柴胡为君，臣以黄芩，共清内郁之热；佐以半夏、生姜、大枣、人参以和胃降逆止呕、扶中益气；使以甘草和中，调和诸药，这就体现本方以和解少阳为主的特点。此外，为了使寒热、升降、补泻的不同药物能够刚柔互济、相互协同、药性和合，有利于和解少阳作用的发挥，仲景对煎药方法亦有讲究，于方后提出"去滓再煎"之法，使其药性合和，这同样与组方的原则是一致的。

由于少阳位居半表半里，有主枢机作用，在人身占有非常特殊的地位，不少疾病的进退出入常常与之有关，故可借小柴胡汤和解少阳，使邪从枢外解；又少阳与肝、胆、脾、胃的生理机能活动密切相关，所以杂病中的肝、胆、脾、胃生理机能失调，也同样可以借用小柴胡汤治疗，这正是它运用范围较广的原因所在。同时也说明小柴胡汤虽然是治疗少阳病的主方，但并非专方。

（3）仲景对小柴胡汤的多重运用

在仲景撰述的《伤寒论》和《金匮要略》中，小柴胡汤的运用十分广泛，归纳起来有如下十个方面：

①邪入少阳柴胡汤证具者。所谓"柴胡汤证具"有这样两种情形：一是指"伤寒五六日，中风，往来寒热，胸胁苦满，默默不欲饮食，心烦喜呕……小柴胡汤主之"（96条），即邪入少阳的四个主症悉具；一是"但见一证，不必悉具"，如"伤寒五六日，呕而发热，柴胡汤证具"（149条）。又，柴胡汤证悉具，病情亦有微微之不同，如"本太阳病不解，转入少阳者，胁下硬满，干呕不能食，往来寒热，尚未吐下，脉沉紧者，与小柴胡汤"（266条），其证则较96条之邪郁为甚，因未经误治，正气未伤，故仍用小柴胡汤治疗。

②柴胡证误下后病未变者。柴胡汤证误用攻下，而柴胡证仍在者为病未变，故仍可用柴胡汤治疗。在《伤寒论》中有多处条文都论述了这个问题，如说："伤寒五六日，呕而发热者，柴胡汤证具，而以他药下之，柴胡证仍在者，复与柴胡汤，此虽已下之，不为逆。"（149条）又说："太阳病，过经十余日，反二三下之，后四五日，柴胡证仍在者，先与小柴胡汤。"（103条）但终因误下使正气受到一定损伤，服药后正气奋起抗邪，"必蒸蒸而振，却发热汗出而解"，此即后世

所称"战汗"。也有因误下后邪结更甚者，虽病未发生他变，但应先与小柴胡汤和解，若病不解就用大柴胡汤治疗。

③阳明腑实未成兼少阳者。此类病情亦有多种情形。一是"阳明病，发潮热，大便溏，小便自可，胸胁满不去者，与小柴胡汤"（229条）；一是"阳明病，胁下硬满，不大便而呕，舌上白苔者，可与小柴胡汤"（230条）。两者均属阳明腑实未成，而少阳证尚未罢者，用小柴胡汤可使邪从少阳之枢外解。即使有不大便之症，亦可因上焦得通，津液得下，胃气因和，大便得以通利。此外，尚有"阳明中风，脉弦浮大，而短气，腹都满，胁下及心痛，久按之气不通，鼻干不得汗，嗜卧，一身及目悉黄，小便难，有潮热，时时哕，耳前后肿，刺之小差，外不解，病过十日，脉续浮者，与小柴胡汤"（231条）。这是因阳明中风，邪热郁闭较甚，经刺法泄其热邪，病势缓解，余邪不尽，而有外解之机，借小柴胡汤的枢转作用，使邪外解。

④三阳合病轻证可以枢解者。三阳合病，太阳阳明之邪不重，而有少阳见症者，可治从少阳，借小柴胡汤的和解作用，使枢机运转，上下宣通，内外畅达，三阳之邪得解。如"伤寒四五日，身热恶风，颈项强，胁下满，手足温而渴者，小柴胡汤主之"（99条），就属于此种病情。

⑤阳微结证半在里半在表者。阳微结证乃阳气微结，其病半在里半在外，故与病在里之阳结证有所不同。《伤寒论》中对此做了详细论述。如说："伤寒五六日，头汗出，微恶寒，手足寒，心下满，口不欲食，大便硬，脉细者，此为阳微结。必有表，复有里也。脉沉，亦在里也，汗出为阳微，假令纯阴结，不得复有外证，悉入在里。此为半在里半在外也。脉虽沉紧，不得为少阴病，所以然者，阴不得有汗，故知非少阴也，可与小柴胡汤。"（148条）这正是借和解少阳，使枢机得升，上焦得通，津液得下，胃气因和，周身濈然汗出，则表里之病悉除。

⑥正复邪退病转少阳欲解者。此种类型有两种不同的病情：一是少阳兼里虚腹痛，气血不足，先用小建中汤补其里虚，若腹痛止，少阳病未解者，可用小柴胡汤和解少阳。《伤寒论》云："伤寒阳脉涩，阴脉弦，法当腹中急痛，先与小建中汤；不差者，小柴胡汤主之。"（100条）就属这种病情。一是厥阴病"呕而发热者，小柴胡汤主之"（379条），此为厥阴病正气来复，脏邪还腑，由阴转阳，以小柴胡汤和解少阳，使邪从外解，实属因势利导之法。

⑦伤寒余邪未尽瘥后发热者。伤寒新愈之后，常因余邪未尽复见发热，此时借用小柴胡汤和解少阳，扶正祛邪，使病得解。"伤寒差之后，更发热，小柴胡汤主之"（394条），即属此种病情。

⑧妇人中风热入血室如疟者。在《伤寒论》144条、《金匮要略·妇人产后病脉证治》均有"妇人中风，七八日续得寒热，发作有时，经水适断者，此为热入血室，其血必结，故使如疟状，发作有时，小柴胡汤主之"的论述。这是因妇人中风正值经水适来，血室空虚，外邪乘机陷入，与血相结，致使血室瘀阻，气血流行不畅，经水适断，而致寒热如疟。用小柴胡汤和解枢机，助正祛邪，邪去则寒热如疟自止，血结可散。

⑨妇人新产失血之后郁冒者。《金匮要略·妇人产后病脉证治》云："产后郁冒，其脉微弱，呕不能食，大便反坚，但头汗出。所以然者，血虚而厥，厥而必冒。冒家欲解，必大汗出。以血虚下厥，孤阳上出，故为汗出。所以产妇喜汗出者，亡阴血虚，阳气独盛，故当汗出，阴阳乃复。大便坚，呕不能食，小柴胡汤主之。"此因妇人新产失血之后，气随血走亦随之而虚，常易汗出，复感外邪，致使少阳枢机不利，阴阳不和，发生郁冒。故可用小柴胡汤和解少阳，助正祛邪。

⑩诸黄腹痛而呕肝郁犯胃者。凡黄疸病人症见腹痛而呕者，多属肝胆气逆犯胃、木郁贼土之候，故可借用小柴胡汤和解少阳、疏利肝胆、调和脾胃，使病得解。《金匮要略·黄疸病脉证并治》云："诸黄腹痛而呕者，宜柴胡汤。"则属于此种病情。

由上述可见，仲景对小柴胡汤的多种运用，并不是把它作为万应灵药，而是始终立足于辨证论治，该方除正用于少阳证之外，还可用于其他多种病症，关键是把握病机。例如，利用小柴胡汤具有和解少阳、疏利三焦、调达升降、宣通内外、和畅气血的作用，使邪从少阳之枢外解，这又属于借用范围。

（4）小柴胡汤的加减及变化规律

小柴胡汤是针对邪入少阳之证而设，而邪入少阳随着气化郁结，除见胆火上炎引起的口苦、咽干、目眩之外，因正邪纷争所出现的往来寒热、胸胁苦满、默默不欲饮食、心烦喜呕四症，则随邪郁轻重及体质因素的不同，或见此或见彼，而不全具。同时还可出现多种或然证及兼变证，这就必须根据不同情况，随证进行加减，或另组新的柴胡汤方，才能使"病皆与方相应"。这正是小柴胡汤加减及变方多的原因所在，也是它的一大特点。但如何掌握它的加减变化规律，又是一个值得讨论的问题。

第一，七个或然证方药加减的依据。如果将小柴胡证的七个或然证加以分析，就会发现这样的一个规律，即在具有少阳证的前提下，或偏火郁，或偏气郁，或偏水郁，或兼太阳之表未尽解，从而出现不同的或然证，这正是方药加减的依据。兹简要归纳如下：

偏火郁者：此种病情又有两种不同的或然证出现：一是因邪郁化火较甚，热聚胸中，但未犯胃，故见"胸中烦而不渴"，这就与主症中的"心烦喜呕"不同，此时人参之甘补、半夏之温燥，均非所宜，所以将之易为涤痰开结降火之瓜蒌实；一是邪郁化热较甚，灼伤胃中津液，而见"渴者"，半夏之温燥亦非所宜，故去之，易为清热生津止渴之天花粉，并加重人参用量，以益气生津，此为"壮火食气"之故。

偏气郁者：此种病情亦可出现两种不同的或然证：一是胆气郁进而导致肝气郁，横逆侮脾，而见"腹中痛"，故于方中去黄芩之苦寒，加芍药以和营缓急止痛；一是邪郁少阳，气滞较甚，而见"胁下痞硬"，这就较"胸胁苦满"为甚，故去大枣之甘壅，易为咸寒软坚的牡蛎。

偏水郁者：此种病情亦可见两种或然证：一是因少阳气机郁结，三焦水道不利，致使水停胃脘及下焦，故见"心下悸，小便不利"，此时黄芩苦寒已非所宜，易为茯苓以淡渗利水、宁心定悸；一是水气停滞，上干于肺，而见"咳者"，故去人参、大枣之壅补，易生姜为干姜以温肺化饮，加五味子敛肺止咳。

兼有表者：伤寒之邪传入少阳，但太阳的表邪尚未尽解，且未传入阳明，故见"不渴，身有微热"，所以于方中去人参之恋邪，易为桂枝以外解肌表之邪。

第二，五个柴胡变方的组成和运用。由于邪不在少阳一经，或兼太阳之表，或兼阳明之里，或兼水饮微结，或兼胸满烦惊，或只在小柴胡汤中略为加减，已不能切中病情，必须从多方面进行加减化裁，或与他方同用才能适应病情的变化，从而组成了多个柴胡变方。

柴胡桂枝汤：为少阳兼有太阳外证而设，所谓"伤寒六七日，发热微恶寒，支节烦疼，微呕，心下支结，外证未去者，柴胡桂枝汤主之"（146 条）。因少阳证与太阳外证均不甚重，两者居于同等的地位，故不能只治少阳或太阳，而是采用小柴胡汤与桂枝汤合方，由于病情不重，所以两方各取原方用量的二分之一。这与小柴胡汤去人参加桂枝又有所不同。

大柴胡汤：为少阳兼阳明里实证而设。在《伤寒论》中，其用有二：一是"太阳病，过经十余日，反二三下之，后四五日，柴胡证仍在者"，经用小柴胡汤后，病仍不解，症见"呕不止，心下急，郁郁微烦者"（103 条），此乃屡经误下之后，少阳气机郁结较重，病邪兼入阳明，化燥成实之候；一是"伤寒发热，汗出不解，心中痞硬，呕吐而下利者"（165 条），此则为邪入少阳兼见阳明里实，之所以见呕吐下利，是因少阳枢机不利，气机阻滞，胆逆犯胃则呕，下利则属热结旁流一类。由于两者都无里虚现象，故组方时于小柴胡汤去人参、甘草之壅补，加破气行滞之枳实，合用缓急止痛之芍药、泻下热结之大黄。并加重生姜用量，与半夏同用以增强和胃降逆止呕作用；与柴胡并用，使辛开升散的作用增强；与大枣同用，有利于调和脾胃。仍用柴胡、黄芩以和解少阳。可见，无论误治与否均可形成大柴胡汤证，只要证属少阳兼阳明里实之候均可用之。此外，仲景在《金匮要略·腹满寒疝宿食病脉证治》中还用本方治邪在少阳之经，郁遏阳明，而见"按之心下满痛者"，说明只要病机相同杂病亦可用之。

柴胡加芒硝汤：本方虽为少阳兼阳明里实之证而设，但它与大柴胡汤证有别，经丸药误下，丸药之力留中不去，见微利而病不解，且使正气受伤。故先宜用小柴胡汤和解少阳，继以柴胡加芒硝汤，于和解中兼以泄热去实。由于该方为小柴胡汤原方用量的三分之一再加芒硝二两，故为和解泄热之轻剂。"伤寒十三日，不解，胸胁满而呕，日晡所发潮热，已而微利，此本柴胡证，下之已不得利，今反利者，知医以丸药下之，此非其治也。潮热者，实也。先宜服小柴胡汤以解外，后与柴胡加芒硝汤主之"（104 条）则属此种病情。

柴胡桂枝干姜汤：为少阳兼水饮微结证而设。其证为"伤寒五六日，已发汗而后下之"，使正气受伤，邪传少阳，枢机不利，胆火内郁，影响三焦，使其决渎失司，而致水饮停聚，故症见"胸胁满微结，小便不利，渴而不呕，但头汗出，往来寒热，心烦者"（147 条），此种病情既非小柴胡汤原方所能切中，又较偏水郁的两种或然证为重和复杂。故仲景在小柴胡汤基础上做了进一步的加减变化，重新组成柴胡桂枝干姜汤。其中仍用柴胡、黄芩以和解少阳之邪；加天花粉、牡蛎以逐饮散结；加桂枝、干姜与炙甘草合用以振奋中阳、温化寒饮。因不呕，故去半夏、生姜；因水饮内结，故去人参、大枣之甘温壅补。如是则能切中病机，以收和解少阳、疏利三焦、温化水饮之功。故初服阳气未复，枢机欲动，正邪相争而见微烦；复服阳气通，少阳枢机得转，气引水去，津液得以通行，汗出便愈。

柴胡加龙骨牡蛎汤：为伤寒误下，邪陷少阳所致的表里俱病，烦惊谵语之证而设。因伤寒八九日，误行攻下，而致"胸满烦惊，小便不利，谵语，一身尽重，不可转侧"（107 条）之变，此乃误下正伤，邪陷少阳，枢机失主，表里三焦之气失和所发生的阴阳兼杂、虚实互显之候。因病势较急，故于小柴胡汤中去甘草之甘缓，并减原方用量为二分之一，以和解少阳，转其枢机；加桂枝以通阳和表；大黄泄热通便以止谵语；茯苓安神并通利小便；牡蛎、铅丹之镇怯以止烦惊。如是则表里虚实，泛应曲当，而寒热错杂之邪庶可尽解。

综上可见，小柴胡汤证的七个或然证，除兼太阳之表邪未尽解者外，其余六者均属少阳气化失常所致，虽对其他脏腑有所影响，但重要病机仍以少阳为主，只是随偏火郁、偏气郁、偏水郁的不同，病情有所侧重而已，故仍于原方加减，由于变化不大，而不另立方名。而五个柴胡汤变方所治之证，虽然没有离开少阳，但兼见证比较突出，病变涉及的脏腑亦较前者为多，病情变化也较复杂，这就需要在小柴胡汤的基础上，在药味、用量、加减等诸方面有更多的变化，从而组成了新的柴胡汤方，故另立方名。其实小柴胡汤的加减或另组新的柴胡汤方，都是从小柴胡汤的基础上发展衍化而来，从而形成了以小柴胡汤为中心的系列柴胡汤方。小柴胡汤这一系列加减变化的依据和原则仍然是在临床病机变化的基础上辨证立法组方的。

（5）小柴胡汤的禁例及运用要点

小柴胡汤虽然运用范围较广，但它并非没有禁忌证，仲景在《伤寒论》中早就指出："得病六七日，脉迟浮弱，恶风寒，手足温。医二三下之，不能食而胁下满痛，面目及身黄，颈项强，小便难者，与小柴胡汤，后必下重。本渴，饮水而呕者，柴胡汤不中与之也，食谷者哕。"（98条）该条说明了这样两个问题：一是里虚兼表之证，由于医者辨证不确，误行攻下，致使脾阳受伤，邪陷太阴，寒湿中阻，土湿木郁，影响肝胆的疏泄，从而发生胁下满痛、不能食、面目及身黄、小便难、脉沉迟无力之衰，此种病情有似柴胡汤证，但实质上并不相同，故不可妄用；一是中虚停饮之证，"本渴欲饮水而呕者"，亦有似柴胡汤证，但同样不能用柴胡汤治疗，否则就会败伤胃气，而有食谷则哕之变。如果误用，柴胡、黄芩既伐生生之气，又有苦寒伤中之弊，必然发生他变，故属禁例。正如程郊倩所说："以和解表里之柴胡竟成一削伐生机之柴胡，似是而非，皆缘认证不明之故，于此之所禁，则于此之所宜。"

虽然小柴胡汤有一定的禁例，但它运用范围广泛，加减及变方亦颇多，如何掌握它的运用要点，就是一个非常重要的问题。一般来说，主要在于系统掌握仲景确立小柴胡汤方证的一系列理论原则及加减变化规律，依据病机进行辨证处方用药。但进一步分析，仲景所列的加减方法和另组的五个柴胡变方，只不过是举例而已。正如孟子所说："梓匠轮舆，能与人规矩，不能使人巧。"因此，学者如能触类旁通，本一隅三反之理进行推求，其运用之妙自能变化无穷。历代医家正是在仲景的启迪下，在临床实践运用中，进一步发展了小柴胡汤及其加减变化，并积累了极其丰富的经验。新的变方之多，可以说不胜枚举。但其根本原则，则是本仲景而来。为此，有必要继续对小柴胡汤进行学习、研究和总结。

2. 五泻心汤治疗痞证的病机特点及方药组成规律

五泻心汤是《伤寒论》中治疗痞证的一组重要处方，由于方是针对证而设，而证的后面又隐藏着病机，故只有依据病机确立治法，才谈得上方药的选用和组成规律，以及有关加减运用等。因为只有这样才能做到"病皆与方相应"，从而具有明确的针对性。这就是《伤寒论》中的一个重要指导思想，也是中医临床所遵循的一条基本原则。陈师就五泻心汤所治痞证的病机、特点及方药组成规律谈了自己的心得体会。

（1）痞证的概念及其主要病机

在《伤寒论》中具有"心下痞""心下痞硬"或"心下痞硬而满"见症的原文共有14条，其中只有6条属于五泻心汤所治的痞证范围，另外的则属其他证的兼见症状。因此首先弄清痞证的概念及其主要病机是至关重要的，否则就谈不上其他问题。

在古代，"痞"与"否"本来是相通的，"否"源于《易经》中的一个卦名，即"坤下乾上"之意。坤为地属阴，乾为天属阳。按一般理解，天阳在上，地阴在下，应该是正常的，但这是静止的观察。由于阴阳是处在不断运动变化之中，也就是说阴阳必须上下相交气化才能正常，这又是从动的方面来观察。在正常情况下天阳不断下降，地阴不断上升，自然界才能生化不息。故《易经》中将"乾下坤上"称为"泰"，"泰"即天地交之意，所谓"天地交而万物通也"，反之"天地不交"则为"否"。"否"者，"万物不通也"。所以《玉篇》释"否"为"闭不行也"。《仓颉》释"否"为"塞也"。仲景在撰述《伤寒论》时，本《灵枢·岁露》中"人与天地相交也，与日月相应也"的"天人相应"观点，称心下闭塞、堵满不舒之态为"痞"，显然是寓有人体上下阴阳不交之义。明确这个道理，对认识"痞证"的病机具有非常重要的意义。

由于结胸与痞证都关系到人体上下阴阳的升降交通，但两者的成因和病机各不相同。论中为了说明两者的区别，用了对比的手法，明确指出："病发于阳而反下之，热入因作结胸；病发于阴而反下之，因作痞也。所以成结胸者以下之太早故也。"（134条）历来注家对这一原文认识不一：或主病发于阳是病发于太阳，病发于阴是病发于少阴（以张隐庵为代表）；或主病发于阳是病发于太阳中风，病发于阴是发于伤寒（以钱璜为代表）。如此等等，都不能全面解释论中有关痞证的原文内容。近时学者则认为这里的阴阳是指胃阳的盛衰，也有将之作为"表"理解者。但终因其理不够确切，致使疑窦丛生，而成为学习本条原文时的一大疑点和难点。其实就论中的原文考察，无论是结胸或痞证，都多由表证误下而成，只不过结胸是因误下陷入之邪热与心下之痰水互结，上可及于胸中，下可及于胃肠，属有形之邪结，故按之疼痛。痞证是因误下陷入的邪热结于心下，虽常有脾陷胃逆、中焦升降失常、寒热错杂之候，但相对结胸来说，则属于无形之邪结，故按之柔软而不疼痛。再从误下以前病在表来看，两者都具有发热恶寒之候，据"病有发热恶寒者，发于阳也；无热恶寒者，发于阴也"（7条）的原则，应该说结胸和痞证都属于病发于阳的范畴。那么为什么本条却要说"病发于阳而反下之，热入因作结胸；病发于阴而反下之，因作痞也"呢，这岂不自相矛盾？可以说这正是诸家难以做出正确解释的一个重要原因。由于阴阳是一个相对的概念，常常是随处异义，它除了说明三阴三阳的发病特点以恶寒伴有无发热为依据外，还因人之上为阳、人之下为阴，而上下阴阳又是不断互为升降的，说明其升降的枢纽在于中焦脾胃。一般来说，上之阳降必随胃气之降而降，下之阴升必随脾气之升而升。故仲景在论述结胸和痞证的成因时显然是取义于此，这就与前述第七条所讲的意义有所不同，所以两者不应混为一谈。在临床上凡胃气失于和降之人，胃中多有痰食留滞，常见胃肠胀闷不适，感受外邪后病尚在表还未成为阳明腑实之前，医者便行攻下，致使邪热乘机陷入与胃中痰食相结，则为结胸。正如尤怡所说："胃为都会，水谷并居，清浊不分，邪气入之，夹痰杂食，相结不解，故为结胸。"可见结胸属于有形邪结，里有实邪阻滞，故以心下痛，按之石硬，脉沉而紧，或寸脉浮，关脉沉为其主要表现，并能上连及胸，甚至影响于项而如柔痉状，下连少腹则硬满疼痛而不可近。可见结胸病情比较严重，甚者还可出现危候。凡脾气失和之人，每多运化不及，常见腹满不适，一旦感受外邪，病尚在表之时医者若误作里实而用下法，表之邪热趁机内陷，结于心下则为痞证。可见痞证无实邪，只是无形邪结，故以心下气机痞塞，堵满不舒为主要见症。由于误下必然要伤胃，而脾胃又同主中焦，两者互为表里，故痞证常常会引起脾陷胃逆的一系列症状。但痞证属于无形邪结，故病情远比结胸为轻，预后亦较良好。所谓"心下"，即胃脘部分。"痞"是指以手按之柔软而不疼痛，有的痞证由于脾胃升降失常，胃中空虚，客气上逆，亦可发生硬满现象，但按之并不疼痛，这又是它不同于结胸的要点之一。所以论中特别强调痞证，如"按之自濡，但气痞耳"（156条）、"但满而不痛者，此为痞"（154条）、"但以胃中虚，客气上逆，故使硬也"（163条）。由此可见，痞证并非有形之邪结，而是无形之气结而已。至于脾陷胃逆的一系列症状，则属寒热错杂之候，故只说"病发于阴而反下之，因作痞也"，而不言热入，这就隐寓痞证与结胸之证有所区别。诚然，痞证也有误下热入的一面，但它属于无形热邪所结，且脾陷胃逆之后，还多见虚实互呈和寒热错杂之候，故不明言热入，是颇有意趣的。

　　综上所述，结胸与痞证的病发于阳和病发于阴，并不同于恶寒发热与否以辨伤寒初起的病发于阴和病发于阳，而指的是与上下阴阳升降的枢纽——脾胃的生理机能活动状况。换言之，病发于阳是指胃气失于和降之人感受外邪之后，病在表时下之过早，致使邪热内陷与胃中痰食互结而易成结胸；病发于阴是指脾气失和之人感受外邪之后，病在表时而误行攻下，使无形邪热陷入结于心下则易作痞证。其余两者的一系列见症，则都属其引起的相关反映。因此本条实可看做对结胸和痞证的主要成因和基本病机的一个概括。仲景将两者进行对比论述，意在使医者更加明辨而不致混淆。此外，论中其他条文虽然也有"心下痞""心下痞硬"的见症，但并非无形邪热结于心下，故这不属于痞证范围。也有某些上热下寒证治用清上温下之法，似乎与痞证之治相同，但由于它并无痞的见症，故不能视为痞证一类，这又是研究《伤寒论》痞证时应该明确的主要概念之一。

（2）五泻心汤所治疗痞证的不同特点

上述"病发于阴而反下之，因作痞也"，只是形成痞证的一般规律，或者说是对形成痞证病机的一个原则性提示。因为"病发于阴"从一定意义上讲可以看做发生痞证的内在原因，"而反下之"则是导致邪热内陷的一个条件，因此即使不因误下而是邪热的自身陷入，或者是由其他原因导致的无形邪热结于心下，也同样可以形成痞证。正因为这样，论中在阐述痞证的具体治法的时候，又对其他成因致痞做了补述，这就提示医者必须结合起来理解才能窥见其全部精神。如论中既有由太阳中风伤寒或少阳柴胡证误下，致使邪热趁机内陷结于心下而成痞者；又有因伤寒发热不当损伤脾胃，或其人素禀脾胃之气不足，汗后愈虚以致谷食不化，郁而生热结于心下而成痞证者。其实这些同样可以看做举例，推而广之还可以从中获得更多的启示。此外，由于邪结有轻有重，人的脏气有偏盛偏衰，误治程度也不完全相同，因此痞证不仅有多种类型而且还可以出现一些兼症，如不认真分析以得其要领和掌握好五泻心汤的运用，更谈不上在临床中灵活化裁使用了。为此，分别就其主要特点讨论如下：

热痞：又称"火痞"或"火气痞"，它是就"心下痞，按之濡，其脉关上浮者，大黄黄连泻心汤"（154条）的原文内容提出来的，由于在论中有"伤寒大下后，复发汗，心下痞，恶寒者，表未解也，不可攻痞，当先解表，表解乃可攻痞，解表宜桂枝汤，攻痞宜大黄黄连泻心汤"（164条）之说，因而不少学者认为，此证是由于误下而成。正如日本丹波元简所说："此邪热乘误下之势，入而着于心下，以为痞者。唯其无饮，故按之濡。'脉浮而紧，而复下之，紧反入里，则作痞，按之自濡，但气痞耳'（151 条）盖言此证也。"这里只见"心下痞，按之濡"，而无他症，说明这是表之邪热随误下陷入心下，无形邪热内结之痞。"其脉关上浮者"，是因关脉居尺寸之中，以候脾胃，主中焦病，一般说来浮脉属阳主表，但此浮脉只见于关上，而又是在误下之后，说明它并非表证，而是无形邪热陷于心下、胃气不和的反映。可见本条仅十余字就将热痞的成因（误下）、病位（心下）、病机（无形气结）、病性（属热）概括无遗，同时还提出了治法和方药，这可以说是痞证的一个基本证型和代表治法。此外，热痞既然是无形邪热结于心下，除上述主要脉证之外，还可发生其他一些见症，如邪热上扰可见心烦甚或吐血、衄血；火热迫于小肠可见小便黄赤；火热痞塞心下可以影响胃肠之气下行，而见大便不爽或不大便。其舌质必红，苔多黄，脉亦多兼见大、动、数、滑之类，这又是意在言外的。原文只突出主要脉证，其余则省去不言，这又是论中的一贯表述方法。

热痞兼表阳虚：这是据论中"心下痞，而复恶寒汗出者，附子泻心汤主之"（155 条）所进行的概括，本条的"心下痞"同样是属于无形邪热结于心下、气机堵塞不通之候。今又复见"恶寒汗出"，它并非发热恶寒汗出，即不是表未解，说明这里的恶寒是阳气已虚之候，再见汗出，则是卫阳失于外固之证。为什么卫阳不足之人还会发生表之邪热内陷而成热痞呢？这不能不是一个疑问。揆其成因，当系其人素禀下焦阳气不足，阴气偏胜，这就反使上焦之阳不能正常下降，感邪之后，上焦之阳被郁，随着医者误下，在表之邪热陷入心下，中焦气机痞塞，下焦之阳更不能上行外达，在表之阳又因误下而伤，卫阳因之不能外固，故有此种见症发生。正如钱天来所说："伤寒郁热之邪，误入而为痞，原非大实而复见恶寒汗出者，知其命门元阳已虚，以致卫气不密，故玄府不得紧闭而汗出，阳虚不任外气而恶寒也。"（《伤寒溯源集》）所以本证与164 条"心下痞，恶寒者，表未解也"并不相同，因彼为复发汗之后，汗已止而犹恶寒，云"表未解"，发热、头痛等候自寓其中；此为恶寒汗出，不云"表未解"，自无发热、头痛之候，故为表阳已虚。难怪徐大椿说："此条不过二语，而妙理无穷。"（《伤寒约篇》）总之，本条见症说明这样一个问题，即局部有热而又全身阳气不足，此种病情在临床上并非罕见。至于有的学者主张心下痞是主证，表阳虚是兼证，那是立足于痞证来讲的；有的则主张称之为上热下寒的"寒热痞"，即又属于两者并重的提法。尽管说法不一，但基本精神是一致的。

呕利痞：亦称"痰气痞"，它是据"伤寒五六日，呕而发热者，柴胡汤证具，而以他药下之，柴胡证仍在者，复与柴胡汤。此虽下之，不为逆，必蒸蒸发热，却发热汗出而解。若心下满而硬痛者，此为结胸也，大陷胸汤主之。但满而不痛者，此为痞，柴胡不中与之，宜半夏泻心汤"（149条）的内容提出来的。该条主要是论述太阳病不解，经过五六日之后，邪气传入少阳，医者误行攻下可能发生的三种病情及其证治：一是柴胡证仍在；一是邪热内陷心下与痰水互结的大陷胸证治；一是无形邪热陷于心下而成的痞证。之所以同一误下会发生如此不同的三种病情转变，显然又与人的体质不同有关。可见误下只是使邪气内陷的一个条件，而不是决定因素，这就证明了误下形成结胸和痞证的病发于阳或病发于阴，同中焦脾胃的生理机能状况有着密切关系。由于本条对痞证的叙述比较简略，只是说："但满而不痛者，此为痞。"接着又说："柴胡不中与之，宜半夏泻心汤。"揆其旨意，可见本条的重点是放在柴胡证、结胸和痞证三者的主要鉴别上，但细窥原文精神，既然这里的痞证是由少阳柴胡证误下而成，少阳本非阳盛之经，故误下除邪热趁机陷入心下之外，也必然会使脾胃受伤，引起它的升降作用失常，出现寒热错杂于中的病理变化，这是不言可知的。加之柴胡证本身就有喜呕之候，误下损伤胃气必然会使呕逆加重，胃伤未有脾不伤者，脾失健运必然会有痰饮内生，可见此证与前述之热痞有所不同，半夏泻心汤正是针对上述病机而设。难怪有的注家将此称为"痰气痞"，有的则据《金匮要略·呕吐哕下利病脉证并治》中"呕而肠鸣，心下痞者，半夏泻心汤主之"，又将此称为"呕利痞"。的确，柴胡证误下致使脾胃受伤，胃伤则浊气不降而上逆，每多呕吐恶心之候；脾伤则清气不升而下陷，每多肠鸣下利之候，这又是意在言外的。故仲景省去不言，而只是将理寓于其中，若不认真领会，则难以明其究竟。由于心下为胸腹之交界，亦即阴阳上下交通之处，可见心下满而硬，既非胸闷或满，又非腹闷或胀，而是脾胃受伤引起的升降失常，阴阳不和，寒热错杂于中的表现。故病变仍在心下部位，这正是本证的主要特点。至于呕利，则是这一病理变化引起的反应。

水饮食滞痞：前代医家又称为"水气痞"或"饮气痞"。其依据是"伤寒汗出解之后，胃中不和，心下痞硬，干噫食臭，胁下有水气，腹中雷鸣，下利者，生姜泻心汤主之"（157条）。本来伤寒发汗属于正治之法，若发汗不当，表解后常可使脾胃受伤，或者是其人素禀脾胃之气不足，发汗后更易使之受伤，这两者都可导致胃中不和，从而影响脾胃的运化，导致升降失常，气机痞塞不行，发生"心下痞硬"之证。此种痞硬并不疼痛，而是按之仅有紧张的感觉，不同于结胸的按之石硬。胃主受纳和腐熟水谷，脾则主消化运输。脾胃受伤，不能腐熟运化水谷，饮食不消则作腐，胃气不降则上逆，故见"干噫食臭"。噫者，嗳也，干噫本无物，但食臭则为饮食作腐的气味，并随干噫而出，此与《金匮要略·五脏风寒积聚病脉证并治》中所说的"中焦气未和，不能消谷，故令噫"的病理相同。由于中焦谷食不化作腐，郁而生热，结于心下，它虽与前述诸症因误下所致的邪热内陷心下有些不同，但形成的火热致痞则是一致的。由此可见，无形热邪亦可由内而生，并非全由误下邪热内陷所致。因脾失运化，水湿之气不行，上干于胁下，则见"胁下有水气"；下走大肠与正气相搏击，则见"腹中雷鸣下利"。由于脾陷胃逆，浊阴之气不降，本证不独见心下痞，而且还有硬满的感觉，故它又不同于单纯的热痞，只是见"心下痞"之候。本痞证的特点在于，因发汗不当，脾胃受伤，谷食不化，中焦升降失常，郁而生热，导致寒热错杂于中，而以水饮食滞为其病理变化的主要方面。

胃虚痞痢俱甚：本证是因太阳病中风或伤寒，误下使在表之邪热内陷而致心下痞硬而满，医者再行误下而使胃中空虚，痞利益甚，故称之。论中云："伤寒中风，医反下之，其人下利日数十行，谷不化，腹中雷鸣，心下痞硬而满，干呕，心烦不得安。医见心下痞，谓病不尽，复下之，其痞益甚，此非热结，但以胃中虚，客气上逆，故使硬也，甘草泻心汤主之。"（158条）因为伤寒或中风都属病在表，应从表治，绝不能使用下法。今不当下而下，古云"反下之"。误下徒虚其里，致使脾胃受伤，中焦失守，未消化的谷食随之下奔，故见"下利日数十行，谷不化"，这与不由药误之下利迥然不同。随着未消化的谷食下奔时与肠中正气相搏击，故见腹中雷鸣；此时表之邪热亦乘机内陷心下，而成心下痞，浊阴之气上逆则见硬而满；中焦失于升降之常，随胃气上逆，则见干呕；邪热上扰则见心烦不得安。此心烦和下利并见，正是中焦阴阳升降失调，火亢于上、水注于下的表现，可见此种病情较水饮食滞痞更重。而医者见"心下硬而满""心烦不得安"之候，又误认为是里之实邪未尽，再次使用下法，这样就会使胃气重虚，脾阳更加下陷，心下痞硬满之候必然更甚，故云"其痞愈甚"。实际上干呕、心烦、肠鸣、下利亦会相应加重，不过它并未发生新的变证，而只有胃中空虚痞利俱甚，故仍然属于痞证的范围。至于"此非热结，但以胃中空虚，客气上逆，故使硬也"则属原文的自注句。说明此种心下痞硬满，并非肠胃的结热，而是胃中空虚，脾气下陷，升降失常，客气上逆，气机痞塞所致，这又是本证的主要变化特点。

综上所述，可见痞证是由无形邪热结于心下而成，不管这种邪热是误下陷入或从内而生，其致痞是一致的，可以说这是痞证的基本特点。至于为什么要形成五种痞证，这又与成因不同、体质差异和误治程度有关。如热痞是由于伤寒误下，以致在表的邪热内陷结于心下，胃气不和而成。它多属脾气受伤不甚，故无脾陷胃逆的见症，只是以心下痞、按之濡、其脉关上浮为其主要见症。热痞兼表阳虚，虽然同属伤寒误下，邪热内陷心下而成，但它多因邪热有余，而又正阳不足，故除心下痞之外，更兼见恶寒汗出之候。余如呕利痞、水饮食滞痞、胃虚痞利俱甚，从总的来讲，都因脾胃受伤，升降失和，致使寒热错杂于中而成，但随着成因不同，各有侧重，见症亦有差异。如呕利痞是少阳柴胡证误下致使脾胃受伤，邪热内陷心下，寒热错杂于中，升降失常而成，由于脾陷胃逆，故除心下痞硬而满之外，尚有呕利、肠鸣或挟饮上逆，故以呕为见症比较突出；水饮食滞痞则是伤寒发汗不当，损伤脾胃，或脾胃素禀不足，发汗之后愈伤，以致胃气不和，从而影响脾气运化，谷食不消，郁而生热，故以心下痞硬、干噫食臭、胁下有水气、腹中雷鸣下利为其主要见症；胃虚痞利俱甚则是因太阳伤寒或中风误下成痞之后，医者又再行误下，致使胃中空虚，客气上逆，从而使痞利加重，故以心下痞硬而满、干呕心烦不得安、腹中雷鸣、下利、谷不化为其主要见症。因此必须掌握各自的不同特点，抓住主症才能同中求异，谨守病机，从而采取与之相适应的治法。由于痞证的形成本来就关系着中焦脾胃的升降，只不过是每证各有主从和轻重的不同而已，因此后述三种痞证虽然与热痞有所不同，但归根结底都是脾胃受伤较甚，所以仍然属于痞证范畴。

（3）五泻心汤方组成的基本规律

由于痞证是因无形邪热结于心下，故五泻心汤中都用苦寒清热泄痞的黄连，这也是方名"泻心"的原因所在。但随着兼症不同和脾陷胃逆的不同情况，在此基础上又有着多种加味方法，从而构成了五个泻心汤，兹分别谈谈各自的组成规律和体现的多种不同治法。

大黄黄连泻心汤：本方是由大黄二两、黄连一两组成，但据《千金翼方》云："此方本有黄芩。"宋·林亿等在校订《伤寒论》时亦认为："诸本皆二味，又后附子泻心汤，用大黄黄连黄芩附子，恐是前方中亦有黄芩，后但加附子也。"再结合临床来看，若有黄芩则泄热消痞的作用更强。故有黄芩之说是可从的。

大黄黄连泻心汤是针对热痞而设，它体现了泄热消痞的治法。方中用大黄苦寒以泄热，黄连（包括黄芩）苦寒以清心胃之火热，合而用之，则可使无形邪热得泄，心下之痞解除。由于大黄、黄连均属苦寒味厚之品，大黄尚有泻下的作用，痞则为无形热邪结于心下，而不在胃肠，这又与阳明腑实证不同。因此，原方采用了十分巧妙的煎药方法，于方后特别指出："上二味以麻沸汤二升，渍之须臾，绞去滓，分温再服。"这显然是取其轻苦之气以泄无形热邪，而不取其厚重之味以泻下。前代医家十分赞赏这一用法的意义，认为："此法之最奇者，不取煎而取泡，欲其轻扬清淡以涤上焦之邪。"（王旭高《医书六种》）说明煎药之法不可不讲。

附子泻心汤：本方由大黄二两、黄连一两、黄芩一两、附子（炮去皮，破，另煮汁）一枚组成。本方是针对热痞兼表阳虚证而设，体现了泄热消痞、扶阳固表的治法。方中除用大黄、黄连、黄芩苦寒泄热消痞之外，还用沸水浸泡取汁，这与上方之义相同，所加附子则另煮取汁，取其浓厚之性以温经扶阳。如此既能消除心下之无形热痞，又兼顾了卫阳的不足，且煎药方法亦有妙义。正如尤在泾所说："寒热异其气，生熟异其性，药随同行，而功则各奏。"舒驰远也说："上用凉而下用温，上行泻而下行补，泻取轻而补取重，制度之妙，全在神明运用之中。"可谓深得要旨。本方的组成还体现了既要重视局部病变，又不忽视整体的思想。这一立法对后世颇多启迪，不应忽视。

半夏泻心汤：本方由半夏（洗）半升，黄芩、干姜、人参、甘草（炙）各三两，黄连一两，大枣（擘）十二枚等七味组成，亦可看成是小柴胡汤去柴胡、生姜加黄连、干姜组成。它是针对少阳柴胡证误下邪热内陷心下所成的呕利痞而设，体现了和中降逆消痞的治法。方用辛温降逆止呕、化痰散结的半夏为主药，故以之名汤，且与辛热的干姜同用，辛温不仅能开，而且还能祛散脾寒；黄连、黄芩苦寒能泻心下之痞热，和降胃气之逆。芩、连、姜、夏同用则有辛开苦降的作用。人参、大枣、炙甘草温补益脾胃，扶助中气，以复下后之虚。如是寒热并用、攻补同施、阴阳两调，则能复其中焦升降之常，使心下痞硬而满之症得愈，后世医家称此为辛开苦降甘调法。此外，方后云："以水一斗，煮取六升，去滓，再煮取三升。"亦颇有意义。因论中凡属寒热并用、攻补兼施之方均具有和解之意，去滓再煎可使药性和合，刚柔互济。正如王旭高所说："恐刚柔不相济，有碍于何也。"这一煎法值得重视和加以研究。

生姜泻心汤：本方即半夏泻心汤减少干姜用量，再加生姜四两而成。其所治之痞为伤寒汗后胃中不和，谷不消而水不化，故重用生姜辛温以宣散水气，和胃降逆，并以之名汤。它体现了和胃泄痞、消散水气的治法。方中生姜与半夏相配能增强和胃降逆化饮之力。芩、连、姜、夏为伍，寒热并用仍属辛开苦降之法，既能泄热消痞，又能温散脾寒。人参、大枣、甘草之甘温以补益脾胃复其汗后之虚，如是则能使中气得复，寒水热消，升降复常，心下痞硬解除，而气逆下利自止。正如《医宗金鉴》所说："名生姜泻心汤者，其义重在散水气痞也，生姜、半夏散胁下之水；人参、大枣补中州之土虚，干姜、甘草以温里寒；黄芩、黄连以泄痞热，备乎虚水寒热之治，胃中不和与下利之痞，焉有不愈者乎？"可见本方与半夏泻心汤之不同点在于：彼为痞夹痰气，此为痞夹水气而已。去滓再煎之义亦与前者相同，不再赘述。

甘草泻心汤：本为半夏泻心汤加重甘草用量为四两而成，它同样是小柴胡汤的变方之一。它是针对伤寒中风误下后脾胃受伤、邪热内陷心下致痞之后又再行误下使胃虚痞利俱甚而设，本方体现了和胃补中、降逆消痞的治法。原方中本无人参，但据林亿等在校订《伤寒论》时，于方后所加的按语中说："今详泻心以疗痞，痞气因发阴而生，是半夏、生姜、甘草泻心三方，皆本于理中也，其方必各有人参。今甘草泻心汤中无者，脱落之也。又按《千金》并《外台秘要》治伤寒䘌食用此方，皆有人参，知脱落无疑。"因为不仅《金匮要略·百合狐惑阴阳毒病脉证并治》治狐惑之为病可用甘草泻心汤，方中亦有人参，而且本方所治痞证是一再误下之后，使胃中空虚，痞利俱甚，故用人参补虚益胃是必需的。其余药味则与半夏泻心汤相同，只是甘草用量由三两加重成四两，这是为了增加甘温益气补中作用，故以之名汤，可见其有所侧重而已。至于它药亦与半夏泻心汤之义相同，兹不赘述。

上述五个泻心汤，实际上是以大黄黄连泻心汤作为治疗痞的基本方，其余四方则是在此基础上的加减变化。如痞兼表阳虚者则于方中加入附子以扶阳固表，并减少黄芩的用量，以防其寒凉过甚；若属误治损伤脾阳较甚而致脾陷胃逆，中焦升降失常，寒热错杂于中，症见阴阳不和，虚实互呈，其痞加重者又当于原方中减去大黄，只用黄芩、黄连清热泄痞，并加入半夏、干姜以温脾散寒、开结化痰，人参、大枣、炙甘草以补益脾胃、扶助中气，从而体现了"辛开苦降甘调"之法。但随误治成因不同，加减、用量变化也不尽相同。如半夏泻心汤重在和中降逆消痞；生姜泻心汤则减少干姜用量而重加生姜，又重在和胃消痞、消散水气；甘草泻心汤则于方中加重甘草用量，而又重在和胃补中、降逆消痞。可见方中一药的加减、用量的改变都毫无游移假借之处，是非常严谨的。同时对方药的煎法也很讲究，如大黄黄连泻心汤用麻沸汤浸渍，取其气而不取其味，意在泄痞而不在于泻下；附子泻心汤中的附子则另煮取汁，其余清热泄痞之药仍取浸渍之法，使生熟异其性，寒热异其气，以取扶阳泄痞之用；半夏、生姜、甘草三泻心汤由于寒热并用，攻补同施，则去滓再煎，又意在于和。如此等等，都各有取义，可谓匠心独运。难怪后世医家将《伤寒论》誉为"方书之祖"，实非过誉之谈。总之五泻心汤虽然是以大黄黄连泻心汤作为基本方，并在它的基础上，通过加减化裁之后演变成另外四个泻心汤，但这一随证加减变化的方法都充分体现了从整体出发、随证施治的精神。可以说其中既有原则性，又有灵活性，其核心是在变动中谨守病机，确立治法和组方用药务以切中病情为目的，而不是只看局部而不注重整体和具体的病情变化。这对后世医家有着很大的启迪，如不属伤寒，而是其他原因所致之痞，只要病机相同，除可借用之外，还可加减变化，如精神正虚不甚去大枣；热甚减姜夏的用量或易以他药；寒甚则减少黄连而加重温中之药等，都是在此基础上的发展。

此外，组成五泻心汤的几个药对也很有意义，如黄芩、黄连并用，或大黄、黄芩、黄连并用能清热消痞；半夏、干姜并用能温中开结化痰；芩、连、姜、夏、并用又具有辛开苦降作用，若细分之又有芩、夏和连、姜，两组都具备辛开苦降之用，在临床组方时或分或合，则依据病情出发。另外，附子与大黄同用则能温下清上、扶阳泄痞；干姜和甘草同用则能温阳散寒；人参、大枣、甘草同用则能补益脾胃中气。这些药对再通过不同组合便拼成了五个泻心汤，它不仅体现了由单味药物到药对，再由一个或多个药对组合为方的基本规律，而且还包含着一系列重要的理论原则。如其中的寒热并用、攻补兼施以及七情和合的内容，已经不是原有药物疗效的机械相加，而是起了几何级的变化，从而使药物更能发挥疗效，这正是中医复方组成的妙处所在。例如，附子泻心汤证只是重视治痞的一面，径用大黄黄连泻心汤以清热消痞，不但痞不得减，而且还会加剧病情；反之，若只重视扶阳固表的一面，仅投以四逆之类而不治痞，也会引起同样的结果。只有于大黄黄连泻心汤中减黄芩用量再加入附子才可收到扶阳固表、清热消痞的作用，这显然是两者协同作用的结果。可见，认真研究五泻心汤的方药组成规律不仅对教学、临床具有十分重要的作用，而且还可以从中获得更多的启迪。

3. 厚朴生姜半夏甘草人参汤的妙用

厚朴生姜半夏甘草人参汤出自《伤寒论·辨太阳病脉证并治》，主治"发汗后，腹胀满者"，由"厚朴（炙，去皮）半斤，生姜（切）半斤，半夏（洗）半斤，甘草（炙）二两，人参一两"组成。"五味，以水一斗，煮取三升，去渣，温服一升，日三服"。

临床实践中，真正用本方治太阳病发汗后所致的脾虚气滞腹胀满证的机会并不多，但并不意味着该方失去了实际意义。因该方具消胀除满、补泄并行之功，凡病机与之相同的证候，无论成因为何，皆可用之，并能收到较好的疗效。前代医家对此早有体验，正如周凤岐所说："遇脾虚作胀者，辄借用之。而脾虚夹积，泄泻不节，投之犹有特效。"王孟英还特别指出："古今治霍乱者，从未论及此方，余每用之以奏奇迹。"其实，不少治疗脾胃不和，中焦气机升降失调的效方，亦多从此方化裁而来。现今用以治疗急性或慢性胃炎、肠扭转、胃肠道外科手术后、慢性消化不良、胃肠功能失调等症，而见脾虚气滞作胀者，只要用之得当，加减得宜，都能收到满意的效果。

厚朴生姜半夏甘草人参汤选药非常精当，制方十分严谨，配伍也颇具深意。方中君以味苦性温之厚朴，善于下气行散，除胃中滞气而燥脾，泄满消胀最宜；臣以辛温之生姜、半夏，前者宣散通阳，行胃中滞气，后者开结豁痰，降胃中逆气，两者与厚朴为伍，苦降辛开，温阳行气，使泄满消胀作用更强；但因所治之胀满乃脾虚气滞所致，若只消不补，则脾气难复，邪气易于复聚，故佐以甘草补气益脾，兼调和诸药；由于甘草补中之力较弱，故使以少量人参增强其作用。如此配伍，对脾虚气滞之腹胀满，则能收消而不伤、补而不滞之功。然而，本方若不通过临床实践，实难以体会它的妙用。

陈师在随师侍诊时，曾见一腹胀满者，诸医或消或补，治经月余，竟不见效，改请业师诊治。业师诊断为脾虚气滞之胀满，投以该方，服两剂病即获愈。陈师见前医所处之方，亦有与本方相似者，何以无效，久思不得其解，遂请教业师。师云："此方之用，贵在药味用量的比例上，因其方中厚朴、生姜、半夏用得太轻，人参用得反重，并增入了壅滞之白术，如此本末倒置，岂能获效？要想掌握经方之用，仲景制方之理，不可不究。"陈师从此始有所悟，在临床工作中，凡遇脾虚气滞之胀满证，皆本此原则，经治不少病例，确有得心应手之妙。有阎某之小儿患腹泻，服西药泻止后又发生腹胀，中西医久治不愈，遂来求治。症见腹胀满如鼓，弹之声浊，全身肿胀，压之随按随起，不显凹陷，倦怠食少，大便不爽，舌质淡红，苔白浊腻，脉沉缓乏力。陈师据此脉证分析，患儿初起当系伤食泄泻，因泻止后肠中食滞浊物未去，致使脾运不复，气机壅滞，方有此变。属实中夹虚之候，其机正与厚朴生姜半夏甘草人参汤证相同，唯气滞较甚而已。取原方用量1/10，各药比例不变，少加腹皮、陈皮，增强理气化湿、泄满消胀之力。次日复诊，谓服药不久泻下不消化之稀臭大便甚多，腹胀满及全身肿胀随之渐消，并思饮食。药已中病，续服1剂，改用异功散加味而安。

临床实践证明，本方对脾虚气滞之腹胀满，确系消补兼施之良剂。若能巧施化裁，使"病皆与方相应者，乃服之"，必有良效。一般而言，兼表者加苏叶、藿香；兼胃热吐逆者加黄连、苏叶；气滞较甚者加腹皮、陈皮；兼食滞者加焦三仙、砂仁；兼中阳不足者加干姜、荜茇；兼痞者加枳实、白术；兼胸胁胀满者加青皮、香附；兼气逆而痛者加吴茱萸、官桂；兼血瘀者加莪术、赤芍；兼便秘有热者加枳实、大黄；若气虚不明显者可酌减人参，反之可酌加其用量。

总之，本方为清补兼施之良剂，仲景虽为"发汗后，腹胀满"而设，然有是证则用是方，只要是脾虚气滞所致之腹胀满，用之皆有良效。但应注意：①本方是为脾气受伤、运转失常所引起的腹胀满症而设，并不能通治其他腹胀满症。就以《伤寒论》来说，全书涉及腹满辨治的原文便有 26 条之多，其中寒热虚实之证俱有，病机非常复杂，治法亦因之而异，千万不能混淆。②脾虚气滞之胀满，亦应辨明"虚"与"滞"的主从。以虚为主者，多微满而不胀，自应以补虚为主，佐以理气；以滞为主者，多满而且胀，又当以消为主，佐以补虚。本方厚朴、生姜、半夏用量较大，人参、甘草用量较小，显然是以消为主，以补为辅。明乎此，则可得心应手地扩大本方的应用范围。

4. 葛根汤的临床应用

葛根汤其主治证有三：一是风寒表实无汗而兼邪客太阳经输的项背强几几证；一是风寒侵袭太阳，寒水内趋，合于阳明的自下利证；一是风寒外束于表，表气闭郁，里之津液不得宣行的欲作刚痉证。虽然三者见症各不相同，病机趋向各异，但总由风寒客表所致，故均可用辛温发汗解表、升津液、舒经脉的葛根汤主治。

葛根汤在《伤寒论》中尚有加减法各一：一是原方去麻黄，加桂枝和芍药的用量，即桂枝加葛根汤，以之治风寒表虚有汗，而兼邪客太阳经输的项背强几几证；一是原方加半夏，即葛根加半夏汤，以之治太阳与阳明合病，只是胃气上逆而不下利的但呕证。虽然这是仲景运用本方的举例，但它却体现了"病皆与方相应者，乃服之"的原则。

在临床上，陈师常用本论中用法，或用原方，或稍做加减，以治多种疾病，只要切合病机，则疗效令人满意。

本院职工徐某，因气候转冷，衣着单薄，感受寒邪，当晚便感头痛、发热、恶寒、无汗。翌晨起床时，又觉项前拘急，俯仰不能自如，即来求陈师处方。陈师诊其脉浮紧，认为此属风寒表实，兼邪客太阳经输之候，遂拟葛根汤原方1剂与之。患者服药2剂，诸症皆愈。

何某，2个月前右眼突然发红，厂卫生科当作"红眼病"治疗未效，遂转去某医院眼科检查，诊断为"树枝状角膜炎"。由于患者平素喜吸土烟，疑为烟碱中毒，经用西药治疗1个多月，病情有增无减。随后，又去某中医院眼科诊治，给服祛风清热，佐以活血化瘀之剂，亦无效果。症见患眼红丝满布，清稀眼眵甚多，舌质正常，苔白，脉弦紧，不渴，二便如常，唯患侧目眶及头部时而剧痛不已。陈师虽非眼科专业，但根据上述脉证分析，认为若属烟碱中毒，岂能一目受害？此当系风寒之邪客于三阳之经，郁阻经络日久，不得外散之候。故拟葛根汤去麻黄，加羌活、防风、白芷、柴胡、藁本、川芎、归尾等味，以解散三阳经郁滞之邪，嘱其服后忌风，并注意观察病情变化。次日下午，患者又来复诊，喜告服药后疼痛大减。陈师见药已中病，效不更方，嘱续服2剂。再次来诊时，患眼红丝渐退，头及目眶已不疼痛，后经调治月余而痊愈。

5. 小柴胡汤之少阳和解法

小柴胡汤是少阳和解法的代表方，从其组成来看，方中选用了柴胡、黄芩、半夏、人参、甘草、生姜、大枣共7味药物。柴胡气质轻清，苦味最薄，功善疏解少阳郁滞，以外散其邪；黄芩苦寒，气味较重，善清胸腹蕴热，以除烦满；半夏辛温散寒，能和胃降逆；大枣甘温，补益脾胃；甘草甘平，补脾益气，和中缓急，且能和调诸药；人参甘苦微温，能益气生津。但小柴胡汤的功用，并非七味药物疗效的机械相加，而是通过有机的配合和协同作用，以达和解少阳的目的。

因为，这七味药物组成了6个药对，即柴胡与黄芩，生姜与半夏，柴胡与生姜，黄芩与半夏，生姜与大枣，人参与甘草、大枣，这样配合所产生的作用，则不同于单味药物的疗效。因柴胡与黄芩同用，能解半表半里之邪，以除往来寒热；生姜与半夏同用，既能和胃降逆止呕，又有辛温开结作用；柴胡与生姜同用，能增强疏解少阳之邪的功用；黄芩与半夏同用，苦降辛开，能解胆胃之失和；生姜与大枣同用，既能调和营卫，又可调和脾胃；人参与甘草、大枣同用，则能益气和中、扶正祛邪。从整体来看，该方又体现了寒热并用、升降同施、祛邪与扶正融为一体的治则。寒热并用，能和解少阳；升降同施，能调理枢机；祛邪与扶正同用，则祛邪不伤正，扶正不留邪。如此配伍，则能共奏和解少阳、疏利三焦、调达升降、宣通内外、和畅气血之功。

由于少阳位居半表半里而有主枢机作用，在人身占有非常特殊的地位，不少疾病的进退都常与之有关，故可借用小柴胡汤和解少阳，使邪从枢机外解。又少阳与肝胆脾胃的生理活动密切相关，所以杂病中的肝胆脾胃生理机能失调，也同样可以借用小柴胡汤治疗，这正是它运用范围较广的原因所在。同时，也说明小柴胡汤虽然是治疗少阳病的主方，但并非专方。

陈师善用小柴胡汤，加减化裁，曲尽其妙，大大扩大了原方的应用范围。现举数例，以窥一斑。

（1）气闭耳聋

陈师认为，耳聋患者年轻或年少，身体强壮无虚象者，多属气闭耳聋。治疗当以运转枢机、豁痰开窍为主，常以小柴胡合二陈汤加减化裁，并配伍郁金、菖蒲、远志等开窍之品，有麝香则疗效更好。治疗以 3 个月为期，若属气闭耳聋多能取效。

（2）高热

小柴胡汤为退热良方，根据患者病位、病性不同，加减化裁，常能收到立竿见影之效。瘀血发热者，常加入活血化瘀的当归、川芎、桃仁、红花等；感染热毒发热者，常配伍清热解毒之品，如蒲公英、金银花、红藤等；热病后期，湿热余邪未尽发热者，常以小柴胡去参、草、枣，加用黄连温胆汤；外感发热，常合用青蒿。根据病性不同，加减运用，如外感风寒发热，易参、枣、芩为羌活、独活、葛根，或合用桂枝汤；外感风热发热，去参、姜、枣，加入薄荷、桑叶、连翘；气分热炽者，合用白虎汤；热入血室者，加用川芎、归尾。

（3）癔症

癔症多由精神因素引起，临床检查常无器质性损害。陈师认为该病多属于中医"郁证""脏躁""气厥"等范畴。针对此病，疏达气机、解郁化痰常有佳效，小柴胡合温胆汤加香附、苏梗等是其常用效方。

（4）黄疸（急性黄疸性肝炎等）

肝胆湿热，疏泄失常，胆汁不循常道，外溢肌肤，且黄色鲜明，同时伴见胸胁胀满疼痛、寒热往来等症状，以小柴胡汤去参、枣，合用茵陈蒿汤。腑气不通者，大黄生用泡服；便溏者去大黄不用。治疗作用显著，退黄迅速。

（5）胃痛

肝气犯胃，症见胁脘痞闷，胀痛不喜按，嗳气则舒者，以小柴胡汤加用苦荞麦、青藤香治疗。

（6）胁肋疼痛（外伤闪挫）

跌仆闪挫、重物撞击引起胁肋胀满疼痛，以小柴胡汤去参、枣合桃红四物汤加大黄泡服。

6. 关于葛根的应用

陈师业医 60 余载，经验十分丰富，屡起沉疴，闻名遐迩。余有幸从其学，在跟师临诊中发现陈师善用葛根一药，配伍精巧，灵活多变，匠心独运，常收卓效。

（1）发表解肌除强痛

风寒之邪伤人，每易造成营卫不和、经表郁闭之证，轻则项背不舒，一身拘紧，重则项背强痛，不能转侧。陈师效法仲圣，喜用葛根，认为该药功善发表解肌，可以祛风寒、净表邪、解肌热、升津液、舒经脉，为治疗项背强急、头身疼痛之要药。风寒表实重证，陈师多配伍麻、桂；风寒轻证，多配伍葱白、苏叶、荆芥；寒湿为患者，配伍羌活、独活、北细辛；深入骨髓者，配伍威灵仙、蜈蚣、乌梢蛇。

病案举例

伍某，女，43 岁。1991 年 4 月 4 日初诊。近 2 日来，恶寒发热，鼻流清涕，头痛，周身酸楚，项背强痛，难以转侧，舌红苔薄白，脉浮略紧。陈师认为此属外感风寒湿邪，经脉不舒，表卫郁闭，治宜发散解肌、宣表达邪。药用：葛根30g，羌活、藁本、川芎、蔓荆子、荆芥（后下）、苍术各 10g，防风、独活、白芷各 12g，细辛 6g，甘草 3g。药尽 2 剂病瘥。

（2）舒筋通经蠲痛痹

凡周身及关节疼痛，肌肤麻木不仁，均属中医痹病范畴，相当于现代医学所论之风湿性关节炎、类风湿性关节炎等。陈师指出，早在《神农本草经》中就有葛根治"诸痹"的论述，痹病疼痛是以邪气痹阻经脉、拘急不通所致。葛根一方面能够舒筋脉、通经络，解除痉挛，柔痉缓急，因此尤适用于掣痛拘挛强急者；另一方面，葛根能升津液、舒经脉，引清阳之气上达，协诸药上行至病所，故痹病在上部者尤其相宜。临床上，陈师常重用葛根与桑枝、桂枝、威灵仙等配伍，疗效肯定。

病案举例

唐某，女，48岁。1991年5月2日初诊。头昏，左侧肩背强急冷痛2月余，痛处不游走，经过中西医等治疗未见好转。舌淡苔薄白，脉沉滞。陈师认为此证属寒湿痹阻经脉，治宜除湿散寒、蠲痹通络。药用：葛根、桑枝、海风藤、伸筋草各30g，桂枝、威灵仙、赤芍、苍术各10g，秦艽、独活、防风各12g，丝瓜络15g，甘草3g。药尽3剂后疼痛大减，师以桂枝加葛根汤加减续进。以后遵上方出入调理月余病愈，至今未发。

（3）升清降浊疗泄泻

泄泻一症，究其病理机制，总以脾胃虚寒，清阳不升，湿浊下流为多见，陈师治疗泄泻，抓住其"清气在下，则生飧泄"的本质，重用葛根，升发阳气，鼓舞胃气上行，屡有佳效。单纯性脾虚泄泻，常与四君、六君、参苓白术散为伍；脾虚肠热者，合香连丸。每用即效。

病案举例

钦某，女，54岁。1991年6月6日初诊。长期腹泻已半年余，大便稀溏或水泻日五六次，腹胀满，神疲纳呆，面色少华，舌质胖淡，苔白中心稍腻，脉沉软。病人曾四处求医，视其所服处方甚杂，理中、四君、四逆、四神、干姜芩连等无一不有，但服之少效。陈师云：本病并不复杂，乃单纯性脾虚泄泻耳，医者辨证不确，故尔或健脾，或温肾等杂投，实难取效。余窃问之：脾虚泄泻，健脾乃正治，何与不效？陈师云：健脾只是其一，升发清阳之气，鼓舞脾胃阳气上行，恢复升清降浊功能亦是其关键，李东垣早有确论："干葛，其气轻浮，鼓舞胃气上行，治脾胃虚弱泄泻圣药也。"随即处方：葛根、党参各30g，白术、莲子心、茯苓、大枣、扁豆各12g，砂仁（打烂，后下）8g，木香10g，薏苡仁20g，怀山药15g，炮姜炭5g，生姜2片，炙甘草5g。

1991年6月13日二诊：药后便溏次数显著减少，日1~2次，腹胀减，大便稀软渐成形。前方已见效，效不更方，继上方稍加变化续进，连进10余剂，大便转正常，至今未复发。

（4）解痉通脉降血压

高血压患者血管硬化，血流不畅，病人出现项背紧痛、肢体麻木，甚至痉挛震颤等不适。陈师谓：葛根善治项强。现代实验研究表明，葛根中含有黄酮，能扩张血管，降低阻力，有较强的缓解肌肉痉挛的作用。故常在治疗高血压病时应用葛根，对高血压病的颈项强痛确有良好效果，同时对高血压病的头痛、头晕、耳鸣及肢体麻木等症状也有改善作用。只要配伍得当，降压作用明显而无副作用。

病案举例

郭某，女，56岁。1991年5月9日初诊。高血压多年，近日来受凉，咳嗽，头昏痛较甚，耳鸣，神疲乏力，血压182/96mmHg，舌红苔薄黄，脉弦。陈师认为此属风阳亢逆兼外感，治宜清热平肝，兼以疏散表邪。处方：葛根、丹参各30g，蒺藜、桔梗、菊花、防风、桑叶各12g，白芍18g，荆芥（后下）、杏仁、明天麻各10g，怀牛膝15g，甘草5g。服3剂后血压降至130/90mmHg，头痛缓解，仍咳嗽，拟止嗽散加减，另开复方丹参片和罗布麻片，嘱服用维持量控制血压，以巩固疗效。

（5）升发津液治消渴

消渴根据其三多症状之轻重，常分为上、中、下三消。陈师认为，消渴虽有多种证型，但多属于火炎于上，水亏于下之候，故清热生津在消渴的治疗中有着十分重要的地位，而葛根因能升发津液又为常用之品。《神农本草经》谓其"主消渴"，实际上是因其具有升发津液的作用。因此陈师常把此药加入有关方剂之中，如用葛根与黄芪配伍升举元气为基本药对。热甚者，加用石膏、黄芩、黄连，折其炎上之势；阴液不足者，加用明沙参、石斛、玉竹、黄精、天花粉养阴清热、滋水液之不足；小便量多者，加用扁豆、莲子心、芡实、山药等培土制水，兼以固涩。只要用之得当，疗效均较满意。

病案举例

刘某，女，62岁。1991年4月11日初诊。糖尿病恢复期，尿糖（＋），血糖10.08～11.20mmol/L，头晕，口渴，小便量多，时心慌，舌红苔薄黄，脉细弦。陈师认为此证属消渴，治宜益气生津、健脾益胃。处方：葛根、泡参、黄芪、明沙参、芡实各30g，山药、黄精各20g，扁豆、佩兰、莲子心各12g，茯苓10g，薏苡仁15g。

1991年5月13日诊：上方连服12剂，病人尿糖转阴，空腹血糖恢复正常。口不渴，小便正常，胸闷，腹胀，胃脘痛（有胃窦炎史），睡眠差，舌淡红苔白中心稍腻。师拟三仁汤加减调理善后。

（6）疏散郁火愈牙痛

《本草纲目》提到葛根能"散郁火"，《药品化义》更明确指出葛根治"胃中郁火，牙疼口臭"。陈师认为，葛根气味轻薄，入脾、胃经，轻扬发散，除可用于发散表邪、宣发透疹外，还可用于风火、胃火牙痛，疏散郁火。

病案举例

向某，女，29岁。1991年4月2日初诊。左侧上牙根红肿疼痛，左侧面颊肿热，身热，眠差，口渴，舌红苔黄，脉数。陈师认为此证属风火牙痛，治宜疏风散郁火。处方：升麻10g，葛根、忍冬藤各30g，白芷、赤芍、当归尾、柴胡、黄芩、花粉、连翘、牡丹皮各12g，甘草3g。3剂，嘱其禁食辛辣之品。1周后病人告曰：药尽病瘥。

（二）对《伤寒论》学术思想的认识

1. "治则"问题

治则，即治疗疾病的法则。它是我国劳动人民在长期的医疗实践中，在不断总结认识疾病发生、发展的大量客观事实的基础上，逐步确立的一套治疗疾病的总原则。临证时有治疗法则的指导，就能正确地立法、处方和用药，灵活地处理复杂多变的疾病，从而获得应有的治疗效果。因此，可以说治疗法则是具有普遍指导意义的治疗规律。

这一治疗规律是从整体观念出发，并在辨证论治的基本精神指导下总结概括出来的，它包括"治病求本""扶正祛邪""调整阴阳""因时因地因人制宜"等诸方面的原则性问题。因此，它与具体治法有所不同。治疗法则是用以指导治疗方法的总则，而任何具体的治疗方法，总是由治疗法则所规定，并从属于一定的治疗法则。例如，从邪正关系来讲，凡疾病都不能离开邪正斗争、消长盛衰的变化，因此扶正祛邪为治疗总则。但在这一总的治则指导下所采取的益气、养血、滋阴等法，则属于扶正的具体治法；发汗、涌吐、攻下等法，则属于祛邪的具体治法。由此可见，治疗法则与具体治法既有密切联系，又有所区别，实为一个主从关系。学习中医学，认真研究这个问题，掌握治疗总则，具有重要意义。前人在纂辑《内经》时，将"治则"专门列为一篇，其原因就在于此。

（1）治病求本

治病求本，是中医辨证论治的一个根本原则。故《素问·阴阳应象大论》有"治病必求于本"之说。所谓"本"，就是根本或本质。换言之，亦即疾病发生发展变化的所以然。张景岳对此做了很好的阐释，他明确指出："本者，原也、始也。万事万物之所以然也。世未有无源之水、无根之木，澄其源则流自清，灌其根而枝乃茂，无非求本之道。"的确，临床治疗疾病时，寻求疾病的根本原因，抓住疾病的本质，进行针对性的治疗，即做到有的放矢，从而获得满意的治疗效果。所以治病求本是一个首要问题。

然而，本是相对标而言，并非绝对的。实际上标和本是一个相对的概念，它有着多方面的含义。张景岳说："本之一字，合之则惟一，分之则无穷，所谓合之惟一者，即本篇所谓阴阳也……未有不明阴阳而能知疾病者，此天地事物之大本，不必可不知也。所谓分之无穷者，有变必有象，有象必有本，凡事有必不可不顾者，即本之所在也。姑举其略曰：死以生为本……邪以正为本……阴以阳为本……静以动为本……血以气为本……脉以证为本……先者后之本……急者缓之本……内者外之本……下者上之本……虚者实之本……真者假之本……凡此者，虽不足以尽求本之妙，而一隅三反，从可类推。"所以一般而论，若从正邪双方看，正气是本，邪气是标；从病因和症状看，病因是本，症状是标；从病变部位看，内脏是本，体表是标；从疾病先后看，旧病是本，新病是标；原发病是本，继发病是标，等等。由此可见，中医学标本的概念无非是以之说明疾病发生、发展过程中各种矛盾双方的主次关系，但绝不是孤立和静止不变的。

在临床上，任何疾病在其发生、发展过程中所表现出来的若干症状，有的是与疾病的本质一致的，有的则与其本质不一致。因此只有将四诊所获得的各方面资料进行全面综合分析，才能透过现象看清疾病的本质，找出其根本原因，从而制定相应的治法。例如，头痛一症，可由若干原因引起，既可见于外感疾病，又可见于内伤杂病。若由外感引起的头痛，不仅有风寒、风热之分，还有病在太阳、阳明、少阳、厥阴或卫分、气分之辨；若属内伤所致的头痛，则有气虚、血虚、痰湿、瘀血、肝阳上亢等之别。所以在治疗时，若不善于从复杂多变的疾病现象中抓住病变的本质，针对不同原因进行治疗，而是"头痛医头"，完全立足于止痛，那就难以解决问题，甚至使病情加剧。李中梓在《内经知要》中说："故治病者，万绪纷然，必求其本，或本于阴，或本于阳，阴阳既得，病祟焉逃。芩连姜附，尽可回春，参术硝黄，并能起死。此之未辨，畏攻畏补，忧寒忧热，两歧必致于误生。"由此可见，治病求本是何等重要！

治病求本包含"正治与反治""治标与治本"等一些原则性问题。

（2）正治与反治

所谓"正治"，又称逆治，即采取与症状相逆的办法来矫正其病因作用之后所产生的偏胜局面，以求恢复人体生理平衡的一种治疗方法。《素问·至真要大论》说"逆者正治"就是指此而言。

正治是一种最常用的治法，适用于病机与证象相一致的疾病。例如：热病见热象，用凉药以清热；寒病见寒象，用热药以胜寒；虚病见虚象，用补药以补虚；实证见实象，用泻药以逐实。他如呕吐用镇吐药以止吐；腹泻用固涩药以止泻，均属逆其证象而治。从原则上讲，也就是一般常说的"热者寒之，寒者温之，虚者补之，实者泻之"。

《内经》中有关正治法的论述很多。如《素问·至真要大论》说："散者收之，抑者散之，燥者润之，急者缓之，坚者软之，脆者坚之。""高者抑之，下者举之，有余折之，不足补之，坚者削之，客者除之，劳者温之，结者散之，留者攻之。"都是针对病象提出的相应治疗原则，概属此类。

所谓"反治"，又称从治。它与正治完全相反，而是在一定的条件下，采取与患者的临床表现完全相同的办法来治疗，亦即采用顺从疾病所表现的证象的治法，故称从治。此种病情一般都比较复杂，甚或危重，以致本质与现象不相一致。从现象上看是从其证象而治，实际上是逆其本质，仍然属于治病求本之治。

《素问·至真要大论》说："帝曰：反治何谓？岐伯曰：热因热用，寒因寒用，塞因塞用，通因通用。"这正说明了所谓反治及其内容。

所谓"热因热用，寒因寒用"，就是发热的病人还要使用温热药，以热治热；肢冷的病人还要使用寒凉药，以寒治寒。这是因为其与正常的病理机转不同，本质和现象不相一致的缘故。前者多见于阴寒内盛，格阳于外，真寒假热，阴极似阳的患者。例如《伤寒论》317条说："少阴病，下利清谷，里寒外热，手足厥逆，脉微欲绝，身反不恶寒，其人面色赤，或腹痛，或干呕，或咽痛，或利止，脉不出者，通脉四逆汤主之。"就属于此种情形。因少阴病，下利清谷，手足厥逆，脉微欲绝乃阳气大虚，阴寒内盛所致。身反不恶寒、面色赤，是阴盛于内、虚阳浮越于外，而成阴阳格拒之势。内有真寒，外有假热，故云"里寒外热"。此时用四逆汤犹恐不及，故急用通脉四逆汤宣通内外、破阴回阳为治。所以，从现象看是以热治热，从本质来看，仍然是以热治寒。由于温其里之真寒，则在外之假热自退，而不是真正的热证而用热药。至于后者，则适用于热极反见寒象的真热假寒病人，此种现象多见于外感疾病里热极盛之时。由于热邪深伏于里，阳气内遏不能达于四肢，乃阳盛格阴之证，所谓"厥深者热亦深，厥微者热亦微"。此时虽外见四肢厥逆，但必然胸腹灼热，口渴饮冷，不喜衣被，舌苔黄燥或黑而干燥，舌质深红，小便黄赤，或大便秘结，脉象滑数或伏匿。《伤寒论》350条"伤寒，脉滑而厥者，里有热，白虎汤主之"就属此种类型。由于阳极似阴，外寒是假，里热是真。"寒因寒用"，无非是从其在外之假寒，而清其在里之真热，里热一除，则外之假寒自解，并非是真正的寒证而用寒药。如此透过现象以治其本质，同样属于求本之治。

所谓"塞因塞用，通因通用"，就是胀满痞塞的病人还要使用补法治疗，泄利漏下的病人还要用通下的方法治疗。这同样是与一般的病理机转不同，本质和现象不一致的关系。前者如脾虚不运的胀满痞塞，与实邪壅阻者不同，故不能使用行气消胀、宽中泄满之正治方法，而应补脾益气使脾运得以复常，则痞塞胀满自消，这种以补开塞的治法称"塞因塞用"。后者如实热积滞所见的腹痛下利，显然不能运用固涩止利之法，只能攻逐热实、消导积滞，使肠胃传导复常，其利自止。《伤寒论》373 条"下利，谵语者，有燥屎也，宜小承气汤"就属这种情形。这种以通治利的方法，称"通因通用"。其他如漏下出血，若属里有瘀血，致血不归经，则用活血化瘀之法，使病因消除，其血自止。此种出血却不用止血之法，同样属于"通因通用"范围。有关例证尚多，兹不一一列举。总之，无论"塞因塞用"，还是"通因通用"，都与"寒因寒用，热因热用"一样，是透过现象辨明真伪，治其本质，仍然是治病求本。

此外，寒极之证用热药、热极之证用寒药之时，由于外有假热或者假寒现象，往往使药物格拒不入。因而，可在治寒极的热药方中少佐寒药，或在治热极的寒药方中少佐热药，这就是常说的"反佐"。另是不加反佐药物，而是"热药冷服"或"寒药热服"，以从其性，使药物得入，从而发挥疗效。前人对此亦列为"反治"之一，但究其内容则属制方、服药的具体方法，故在此不予赘述。

（3）治标与治本

由于"本"是根本或本质，"标"是标志或现象，因而对疾病的治疗，一般是治病求本，但也不是绝对的，还必须随疾病的轻重缓急、疗效出现的快慢而变化。故《素问·标本病传论》说："病有标本，刺有逆从……标本相移。故曰有其在标而求之于标，有其在本而求之与本，有其在本而求之于标，有其在标而求之与本。故治有取标而得者，有取本而得者……知标本者，万举万当，不知标本，是谓妄行。"依据标本缓急的不同，可以归纳如下。

急则治标，缓则治本：一般说来，在本病急重的情况下，应该首先治本，然而在标病急重的情况下，若不及时予以解决，就会影响本病的治疗，甚至加剧病情或危及患者生命。所以，此时必须先治标病。如大出血的病人，不论何种原因，均应首先采取应急措施，先止其血以治标，待血止之后，再寻其因以治本。又如脾肾阳虚患者虽外见表证，但仍以治里为急。张仲景在《金匮要略》中说的"病有急当救里、救表者，何谓也？师曰：医下之，续得下利清谷不止，身体疼

痛者，急当救里，后身疼痛，清便自调者，急当救里也"就属这种情形。再如素
有慢性痼疾者，复感新病，当新病较急的时候，必须先治新病，后治痼疾。即所
谓的"夫病痼疾，加以卒病，当先治其卒病，后乃治其痼疾"（《金匮要略》）。这
些都是"急则治标，缓则治本"在临床上的具体运用。《素问·标本病传论》说
的"病发而不足，标而本之，先治其标，后治其本"就是这个道理。

另外，亦有治本之后，再治其标之例。例如蛔虫病或钩虫病，其根本原因都
是寄生虫引起的，但祛虫后患者营养不良，气血耗损，虽然属标，但若不加以治
疗则难以很快康复。即所谓的"病发而有余，本而标之，先治其本，后治其标"
（《素问·标本病传论》）。总之疾病的标本是一个相对的概念，它是以整体为前提
的。故本可以及标，标也可以及本，说明标本是可以相移的，所以在治疗时也可
以本病治标、标病治本。关键是分清主次，才能确定孰先孰后、孰缓孰急，以采
用恰当的治疗方法。

2.《伤寒论》立论方法探讨

《伤寒论》是中医学的重要典籍之一，具有很高的实用价值和理论意义。张
仲景能够成功地完成这样一部医学巨著也绝不是偶然的，除了他的学术根基、特
定的历史环境、高尚的医德、丰富的医疗实践经验以及个人的杰出才能之外，还
应该看到他采用的立论方法，既符合中医临床实际运用，又顺应中医学术发展，
否则要取得如此巨大的成就是不可能的。

（1）对外感六淫的巧妙安排

既然《伤寒论》是以多种外感疾病作为研究对象，按理应将风寒暑湿燥火
一一加以阐述，但仲景并没有按照这样的方法立论，而是采用了一套独特的撰述
方法。从全论内容分析，就病因来讲，似包含如下几个特点：

①统一外因和内因，以脉证变化为依据，确立了"因发知受"（即审证求
因）的观点。六淫外邪致病固然与时令季节和气候变化有关，但随着人的体质不
同，反映也不尽相同，因而在临床上如何确定患者感受病邪的性质显然是至关重
要的。张仲景为了说明上述问题，他在《伤寒论·辨太阳病脉证并治》中首先提
出太阳病的提纲脉证之后，便紧接着指出："太阳病，发热，汗出，恶风脉缓者，
名为中风。"（第2条）"太阳病，或已发热，或未发热，必恶寒，体痛呕逆，脉

阴阳俱紧者，名曰伤寒。"（第3条）其中"名为"二字寓意很深，它指出人必须以所见之脉证作为依据，才能辨其为"中风"或"伤寒"。这一原则的确立，把外因和内因统一起来。本着"因发知受"的观点去认识问题，具有十分重要的意义。诚如日本丹波元简所说："其实受邪之风寒，不知果何如，只就其表虚、表实、有汗、无汗而立其目。以为处疗之方耳。故不曰此伤寒也，此中风也，而下'名为'二字，其意自可知也。"近人恽铁樵指出："此为从未经人道之言，亦为各注家不能见到之言。"这是十分中肯的评价。

上述对病因的认识方法，实际上孕育着"外因是变化的条件，内因是变化的依据，外因通过内因而起作用"这一辩证法观点，而不是机械地看问题，该认识方法贯穿在全论之中，是很有意义的。

②着重突出风寒与温热初期发病的不同特点，以示风寒有虚实之辨，寒温性质有别，不可混同施治。六淫外邪致病，尽管初起各有特点，其病机演变和证治规律亦各不相同，但最根本的则是中风与伤寒、风寒与温热之辨，如果此事不明，则易发生误治，从而导致不良后果。

如同为感受风寒，因感邪轻重和体质不同，病在太阳者，则有表虚、表实之分。中风有汗脉浮缓属表虚；伤寒无汗脉浮紧属表实。两者虽然均宜辛温解表，但中风宜解肌祛风、调和营卫；伤寒则应发汗解表、宣肺平喘。如果不循治法，中风误用麻黄，必致汗多亡阳；伤寒误用桂枝，则病不得外解，反生他变。以此说明风寒为病，必须辨清表虚表实，才不致发生治疗错误。由于中风、伤寒均属表寒证性质，这一点又是共同的，因而两者在发热时均不能使用辛凉清泄之品，以阻遏邪之外散。即使里有热邪，也应在辛温方剂中佐以寒凉之品，否则就会冰伏其邪，使病不得外解。所以太阳中风、伤寒虽有发热，但论中始终强调它必与恶风、恶寒并见，原因就在于此。至于太阳温病，无论是新感温邪，或伏热自里达外，或新感引动伏热，初起便见"发热而渴，不恶寒"这一表里俱热之候，其外见之发热则属表热证性质，与太阳中风、伤寒之证有着本质的不同。所以论中专门列举了太阳温病误用辛温发汗后所致的严重变证以示禁戒。同时，也突出了寒温有别，不能一概施以辛温发汗之法治疗，其临床界线是非常清楚的。

由此可见，在临床上外感疾病初起首辨风寒之表虚表实以及风寒与温热之不同是何等重要！仲景首先抓住这个问题，以统率全书，显然具有纲领性意义。

　　③以风寒作为六淫的主要代表，借以阐述各种病机演变和证治方法，实寓多种外感疾病辨治于其中。《伤寒论》尽管对中风、伤寒、温病、湿热、中暍（见于《金匮要略》，两者原是一书）等的不同做了论述，但全书以中风、伤寒贯穿始终。难怪有的学者以为，《伤寒论》重点是论述风寒为病的一系列病理变化及辨证论治，其余外邪致病只是作为鉴别比较。其实，不应这样简单地得出结论，而应从仲景立论方法加以考察，不然就难以窥见论中隐奥。

　　因为六淫外邪致病各有一定的特点，但同时也存在一定的共性。那么能否在辨明各自不同的发病特点和证治之后，再选择一定的外邪作为病因的代表来说明外邪由表入里的各种病理变化和一般证治规律呢？若从立论方法的角度讲，应该说是完全可以的。仲景撰述《伤寒论》时，将风寒放在首要地位，其原因或在于此。因人之六经外合天之大气，太阳属寒水之经，外主人体一身之表。风寒之邪侵袭人体，其性相从，故最先伤太阳，其余外邪致病，固然要经太阳，但同时要涉及相应之经。如温邪为病初起即关阳明，湿邪为病初起即关太阴之类。所以风寒为病在太阳之表时最具典型意义。此时如不使用辛温解表之法治之，将会发生种种变端。《素问·至真要大论》说："善治者，治皮毛。""其在皮者，汗而发之。"就是这个道理。所以论中将风寒放在首位，颇有意义。若风寒在表不解，向里传变，又可发生各种复杂的病理变化，这些变化尽管与感邪轻重、人的体质及有无宿疾、伏邪和治疗当否有关，但归纳起来又不外乎是化热、化寒、伤阴、伤阳、转实、转虚、出表、入里，以及化燥、化火、停水、停湿等内容，其他外邪所引起的各种病理变化又何能越此范围？因此，仲景立论时选择风寒作为六淫的代表，自能将其他外邪为病的辨治概于其中，如风寒化热入里之治法，也可用治温病，这样就可收到由博返约之功。诚如唐宗海所说："后世温病各书，皆谓仲景只论风寒，不论温热，不知仲景开张先以风、寒、温三者为提纲。而以下分经用药，只言其某经某证用某药，虽三者来历不同，而归经则一。""至于疫疬从口鼻而入，治法略有小异，然其见各经之证，仍当按法治之。""六经立法，诚万世之隐括也。"

　　由上述可见，仲景撰述的《伤寒论》对六淫病因的安排确实是十分巧妙的，显然是经过深思熟虑之后所选择的一种立论方法。同时，也应该看到这样立论确实对风寒为病阐述得比较详尽，对其余外邪致病的个性特点、病变规律和辨证治法则较为简略。所以很难为一般学者所理解，但我们绝不能因此就否定它的意义和实用价值。

（2）精心选择三阴三阳作为辨证论治总的纲领

外邪侵袭人体，有一定的规律，但其所有证候的出现又与人体正气密切相关。从本质上讲，证候是外邪作用于人体后导致正常生理失常的即时反应，那么以什么方法既能概括人体正气之常，又能说明邪正斗争过程中所表现的各种证候的变化规律呢？仲景采用三阴三阳作为辨证论治的总纲领，无疑是一种精心的选择。本来三阴三阳分证最早见于《素问·热论》，但其中只论述了热证、实证，治疗亦只有清、泄二法。仲景则在此基础上，全面地继承了《内经》阴阳离合及有关理论，并紧密地与人体的生理、病理和疾病的诊断、治疗等结合起来，寓理于用，从而发展成为一个较为完整的辨证论治体系。这个体系正是以三阴三阳作为总纲领，它包含的意蕴颇深。兹就其主要之点分述如下：

①以三阴三阳作为辨证纲领，就可本"以常测变"的原则，逆推其病之所在。众所周知，三阴三阳是建立在人体经络、脏腑、气化基础之上的，由于人体是一个有机的整体，所以三阴三阳虽概括着各自不同的形态结构和生理功能活动（即气化），但又保持着相对的协调统一和平衡。在正常情况下，人体是不能察见三阴三阳的不同变化的，而一旦感受外邪之后，阴阳的协调统一和平衡就遭到破坏，使阴阳离而失合。无论何经受邪都会有相应的脉证出现，根据"以常测变"的原则，就可辨其病之所在，这一精神始终贯穿在全论之中。

例如，在《伤寒论·辨太阳病脉证并治》中，仲景首先指出："太阳之为病，脉浮，头项强痛而恶寒。"并以之作为太阳病分经辨证的脉证纲领（亦称太阳病提纲）。但这绝不是一个单纯的分证方法，而是太阳所属的生理功能活动在外邪作用之后的病理反应。因太阳包括手足太阳经脉和所属的小肠、膀胱两腑及其气化，有统摄营卫、主人身之表、为六经藩篱的作用。若太阳受病，其气必然向外与邪抗争，故脉必应之而浮；太阳经气为邪所阻，其气与邪交争于头项部分，故见头项强痛；太阳之气失于主表卫外的功能，故见恶寒。随着太阳之气向外抗邪，还可同时出现发热之候。由于论中以风寒作为六淫病因的代表，太阳又为寒水之经，邪入其中，恶寒为必见之候，论中特别加以强调，这并非不发热，而是要恶寒与发热并见才为太阳病，所以风寒为病最得太阳提纲脉证之全。但总因风、寒性质有别，如风为阳邪，性主疏泄，故太阳中风又有发热、汗出、恶风、脉浮缓等候。因卫得邪风而强，以致卫不外固，营不内守，证属表虚。寒为阴邪，性主收引，故太阳伤寒时，除具有太阳病提纲脉证之外，发热则有早有迟，但必见恶寒、无汗、身痛、脉浮紧等候。此乃风寒外束于表，卫阳闭遏，营阴郁滞所致，证属表实。若太阳病表证不解，邪气又可随经入腑引起膀胱的病变；若邪入气分，热与水结，膀胱气化失司，则为蓄水，症见脉浮数、发热、消渴、少腹满、小便不利等候；若邪入血分，热与血结，则见少腹急结或硬满，如狂或发狂、小便自利，此属太阳病之常。至于其他外邪为患，初起亦关乎太阳，但又必影响相关之经，则属于太阳病之变，而不完全服从这一规律。

由上述所见，太阳病无论在经、在腑、入气、入血，都与它所属的经脉、脏腑及气化失常紧密相关。因此，就可本"以常测变"的原则，辨其病之所在。不过应该看到，上述脉证虽然没有离开太阳所属的经络、脏腑，但从本质上讲，不属于形质的病变，而主要是气化失常的反映。故论中只言"辨太阳病脉证并治"，而不言"辨太阳经病脉证并治"或"辨太阳膀胱病脉证并治"，显然是示人不应囿于经络、脏腑的形质来看问题，否则就有"刻舟求剑"之弊。其余各经亦与上述之理相同，可以类推，兹不一一列举。

②三阴三阳辨证可以依据其引申出来的"底面""对待""开阖枢"及"标本中气"等理论说明六经病变的各种转化关系。众所周知，三阴三阳的划分是本于阴阳离合的理论，即：一阴一阳划分为三阴三阳称为"离"，离则分别为用；三阴三阳合为一阴一阳，称为"合"，合则为一个整体。前人在三阴三阳的基础上，还引申出了"底面"（即表里）、"对待"、"开阖枢"及"标本中气"一系列理论原则，借以说明其相互关系，但它同样可以借来说明人体经络、脏腑、气化的各种正常关系。反之，外邪侵袭人体，必然又会导致三阴三阳离而失合，故又可以此来说明正邪斗争过程中阴阳消长的各种不同病机演变，这就是常说的气化理论。

首先，从三阴三阳的"底面"关系来看，即太阳与少阴、阳明与太阴、少阳与厥阴为表里，人体的经络、脏腑及气化确实也存在着这一表里关系。因此，发病时同样可用之说明其相互影响。一般来说，外邪侵袭人体，多由表入里，由阳入阴，由实转虚。如以太阳为例，初起邪气实，病多在太阳，太阳主表，本当发汗，若治不如法，发汗太多，就可损伤少阴之阳。21 条云："太阳病，发汗，遂漏不止。其人恶风，小便难，四肢微急，难以屈伸者。桂枝加附子汤主之。"64 条云："发汗过多，其人又手自冒心，心下悸欲得按者，桂枝甘草汤主之。"前者是伤及肾阳，后者是伤及心阳，二者均属少阴；若从病情好转向愈来说，在邪衰正复的情况下，又多由里达表，由阴出阳，由虚转实。293 条云："少阴病八九日，一身手足尽热者，以热在膀胱，必便血也。"就属此种情形。因此，后世医家有"实则太阳，虚则少阴"之说，它经亦然，可以类推。

其二，从三阴三阳的"对待"关系来讲，即太阳与太阴相对待、阳明与少阴相对待、少阳与厥阴相对待。如太阳病伤寒，是太阳之表为寒邪所束，治用桂枝、甘草之辛甘化阳以助太阳之气而祛寒邪，此本已对证，却要加入治太阴的麻黄、杏仁，正是为了开太阴以达开太阳之目的；又如太阳病膀胱蓄水证，用桂枝通阳化气，猪苓、泽泻利水亦属药与病对，却要加入输脾归肺的茯苓、白术，又何尝不是治太阳要兼治太阴？又如阳明病，症见"脉浮而迟，表热里寒，下利清谷，四逆汤主之"（228 条）为少阴生阳之气不升，故又属借温少阴以治阳明之法，少阴病之热极伤阴，用大承气汤急下，又是泻阳明以达治少阴之目的；再如厥阴病篇 378 条云："呕而发热者，小柴胡汤主之。"正是借治少阳以枢转厥阴使邪外达。如此等等，皆是本此理论而来。

其三，从三阴三阳的"开阖枢"关系来讲，《素问·阴阳离合论》云："太阳为开，阳明为阖，少阳为枢。""太阴为开，厥阴为阖，少阴为枢。"故人体感受风寒外邪而病在太阳时，因太阳主开，故主要表现为开的功能失常。如开之太过则见自汗出，闭而不开则无汗。桂枝、麻黄二汤之用，无非复其开之常而已。他如桂麻各半、桂二麻一，桂枝加葛根、葛根汤，大青龙、小青龙等汤则系根据病情轻重及其兼证的不同进行的加减变化，实为桂枝、麻黄二汤之佐，若误治邪陷或病邪内入，太阳之气不能向外主开，则随邪之轻重和患者体质状况的不同，而有结胸、诸痞、蓄水、蓄血等症的表现。由此可见，伤寒初起，恰当使用桂枝、麻黄等汤，使病在太阳，愈于太阳，避免病邪向内传变十分重要。又如邪入阳明，热邪内炽，或迫津液大量外泄，或与腹中糟粕互结而为腹满、不大便之症，均属阳明之气失去正常向内主阖的作用，治用白虎、承气等汤，无非是恢复其阖的正常作用。再如邪入少阳，气机郁结，枢机不利，症见寒热往来、胸胁苦满、默默不欲饮食、心烦喜呕、口苦、咽干、目眩等症，治用小柴胡汤和解，亦重在调达其枢机。三阳的开阖枢之间彼此亦可互相影响。如太阳之开失职，可以影响阳明之阖，"太阳与阳明合病者，必自下利，葛根汤主之"（32 条）就是开太阳以阖阳明之法。又太阳之开、阳明之阖均与少阳之枢关系密切，所以太阳和阳明篇中柴胡方共为借少阳之枢转作用，使邪从外达。三阳合病可治从少阳亦同此义。由于三阴主内，其开、阖、枢不如三阳明显和突出，但基本精神是一致的。

此外，关于"标本中气"的问题，从一定意义上讲，它是对人体整个经络、脏腑、气化的高度概括，所以是气化理论的核心内容，因涉及面广，另做专题讨论。

③三阴三阳辨证中寓有八纲辨证的内容，两者有着不可分割的联系。由于三阴三阳所属的脏腑、经络及气化本身就存在着相对的阴阳表里关系，因而随着邪之所在不同，自然有相对的阴阳表里之分。例如，以经络相对脏腑来讲，则经络属表，脏腑属里，故病在经络属病在表，在脏腑属病在里；若从脏与腑相对来讲，则六腑属阳主外（表），六脏（包括心包络）属阴主内（里），故病在脏属里，在腑属表；若从三阴三阳彼此间的关系来讲，则太阳主表，阳明主里，少阳主半表半里，太阴主表，少阴主里，厥阴主半表半里，故太阳病属表，阳明病属里，少阳病属半表半里。由于三阴主内，发病多以里证为主，故表里关系无三阳明显，但随所病之脏不同又可以反映疾病浅深轻重的不同，所以两者不能等量齐观。

外邪侵袭人体所引起的病理变化，存在着相对的阴阳表里关系。总的来说，无非是使人的阴阳失去协调统一和相对的平衡。阴阳的变化是不可得见的，必须通过其征兆来体现。《素问·阴阳应象大论》云："水火者，阴阳之征兆也。"水性寒，火性热，故寒热正体现了阴阳偏盛偏衰的病理变化。所谓"阳盛则热，阴盛则寒"就是这个道理。一般来说，寒证是感受寒邪或阳虚阴盛，是机体机能活动衰减所表现的证候；热证是感受热邪或阳盛阴虚，表现为机体的机能活动亢进。
但论中言寒热的内容却非常丰富，不仅有表里之分，还有真假之辨，以及寒证热
证同时并见。例如太阳病伤寒，虽外见发热恶寒，但属于表寒证。反之，少阴
病，外见其人面色赤，身反不恶寒，却属于里虚寒盛，格阳于外的真寒假热证。
只有发热、汗出、烦渴引饮、舌苔黄燥、脉洪大有力才是病在阳明气分的里热
证。又如伤寒，胸中有热，胃中有邪气，腹中痛，欲呕吐者则属寒热同时并见的
上热下寒证。因此绝不能一见恶寒便是寒证，或一见发热便是热证，只有经过全
面分析才能辨其为寒证或热证。

　　至于虚实，则是邪正斗争互有盛衰的反映。《素问·通评虚实论》说："邪气
盛则实，精气夺则虚。"所谓"实"，是指邪气盛实而言，为人体生理机能亢进所
表现的各种亢盛证候；"虚"则为正气不足，是人体抗病能力下降，生理机能衰
减所表现出的各种不足证候。一般来说，病在三阳多属邪气实，病入三阴多属正
气虚，但也不是绝对的。如太阳病的中风、伤寒，一有汗出，一无汗出，相对来
讲，仍有表虚表实之分；又如阳明病多属邪气实，但也有燥化不及所致的"胃中
虚冷"证；病入三阴多属正气虚，但也可出现实证，如少阴病有用大承气汤的三
急下证，厥阴病热结旁流下利谵语有用小承气汤下之者，均是其例。

　　由上述可见，《伤寒论》中的阴阳表里与三阴三阳所属的经络、邪之所在脏
腑及气化是紧密联系在一起的。发病后随着邪之所在不同自有阴阳表里之辨，寒
热则是阴阳失调所表现的病情，虚实则是邪正斗争互有盛衰的反映，说明八纲辨
证实际上是寓于三阴三阳辨证之中的。所以，近人一致认为《伤寒论》的六经辨
证就是它与八纲辨证的有机结合，从而形成一个完整的辨证论治体系。这个体系
从整体来讲，不能离开阴阳这两大纲领，故阴阳之理又贯穿于全书之中，这充分
体现了从整体出发进行辨证论治的思想，其理与《内经》"治病必求于本""本于
阴阳"的思想是完全一致的。

　　④三阴三阳既是辨证的纲领，又是论治的准则。《伤寒论》治法的确立，完
全是以辨证为前提的。一般来说，都是先辨病，后辨证。故论中每篇都以"辨某
病脉证并治"冠于篇首，然后再出示"某之为病"一条作为辨证之纲要，使人知
有所向，视其为三阴三阳中何者受病，然后辨其为某病中某证，才能据"凭证立

法，以法系方"的原则选方用药。如此环环紧扣，一以贯之，也就是常说的"辨证首重分经""有是证用是方"的原则。

例如，见"脉浮，头项强痛而恶寒"等候，便知其病在太阳，但还必须辨其为中风、伤寒或温病，才能凭证采取相应的治法。若见发热、汗出、恶风、脉浮缓则为太阳中风表虚证，当用桂枝汤治疗，所以论中又称此为桂枝汤证。若再有其他兼证，则在桂枝汤基础上加入具有针对性的药物，如兼有项背强几几者加葛根，就是以之鼓舞胃气、升津液而濡润筋脉；若兼喘加杏仁、厚朴，则是以之降气平喘。总之，务必"病皆与方相应者乃服之"。于此可见，《伤寒论》不仅辨证与论治紧密相连，而且选方用药十分严谨，毫无游移假借之处，当然也应该看到伤寒毕竟正证少而变证多。为了适应各种变证的需要，必须法随证变，方不致有"守株待兔"之弊。故论中列举了大量变证，并且提出了相应的治法，特别是经过了多种治疗无效而成坏病者，又应"观其脉证，知犯何逆，随证治之"。但其立法处方仍然以辨证为前提，此与前述的精神并无二致。所以《伤寒论》中论治的一切原则，完全是建立在辨证的基础上的，所以三阴三阳既是辨证的纲领又是论治的准则。

始终立足于动变的观点去认识和处理问题。外感疾病随着正邪斗争的消长变化，始终处在一个动态的发展变化过程中。仲景立论时从动变的观点去认识问题、处理问题，绝不是以不变应万变，这是一个十分科学的思维方法。

列举大量约略的日数，借以推演病程和说明传经次序不可拘。同时也说明随着病程的病化，疾病同样在发展变化。《素问·热论》说"伤寒一日，巨阳受之""二日阳明受之，三日少阳受之"，以及"今夫热病者，皆伤寒之类也，或愈或死皆以六七日之间。其愈皆以十日以上"。仲景撰述《伤寒论》时也的确沿用了这一理论。如论中同样有"伤寒一日，太阳受之"（第4条）、"伤寒三日，三阳为尽，三阴当受邪"（270条）、"风家表解不了了，十二日愈"（第10条）等论述。但论中又说："伤寒二三日，阳明少阳证不见者，为不传也。"（第5条）"太阳病，十日以去，脉但浮者，与麻黄汤。"（第37条）可见仲景对传与不传的标准并不是以日数为凭，而主要是以所见的脉证为据。所以，他在论中列举了大量约略的日数，如伤寒一日、二三日、三四日、五六日、七八日等，显然是借以推演病程和说明随之引起的病情变化，而不是为了计日传经。至于传经顺序，同样也不固定，如论中既有"本太阳病不解，传入少阳者"（第267条），又有"太阳初得病时，发其汗，汗先出不彻，因转属阳明"（第48条），说明传经的次序同样是不可拘的。由此可见，仲景虽然运用了《素问·热论》之说，但又有所发展，这就充分体现了仲景示人从动变的观点去看问题的辩证思维方法。

列举各种误治变证，借以推演病机。示人在变动中求治法，从而极大地丰富了六经辨证论治的内容。从论中有关变证分析，有的固然属于误治，但有的则属于疾病自身的发展变化，因人的体质各不相同，即使同病时太阳伤寒均采用辛温发汗法治疗，但汗后有或愈或变之异，而且引起的变证也各不相同。如以发汗后为例，有变为"汗出而喘，无大热"（63条）的热邪迫肺证；有变为"身疼痛，脉沉迟"（62条）的营血受伤，筋脉失养证；有变为"腹胀满"（66条）的脾虚转运失职气滞证；有变为"水药不得入口"（77条）的胃虚气逆证；有变为"其人脐下悸，欲作奔豚"（65条）的心阳受伤，水气上逆证；有变为"恶寒者，虚故也"的阳虚阴亦不足证和"不恶寒但恶热者，实也"（70条）的津伤化热的里实证等。如果把这些变证全部归于误治，恐怕不符合客观事实。这当与患者的体质有关，特别是患者有伏热、停痰、蓄饮、瘀血、痞气而病伤寒，若以常法治之，则变证更为复杂，故仲景论中多用"或""若"等假设连词，以阐述各种误治或失治引起的变证。揆其旨意，并非是纯为救误而设，而是借此推演病机，提示辨证和治法，使医者能应无穷之变，这是很有意义的。

突出邪入途径有常有变，并列举了合病、并病，示人以辨证论治的灵活性。一般来说，外邪侵袭人体多始于太阳，再由表入里，由实转虚，由阳入阴，但也不是一成不变的。有的初起便在少阳、阳明或三阴，此即后世所说的"直中"；有的阳经阴经同时受病，后世称为"两感"。论中虽未明言，有关条文却包含了这一精神。此外，又有初起即见二经或三经同时为病的，论中称之为"合病"，如太阳阳明合病及三阳合病等均是；或病在一经未罢而又转入它经的则称为"并病"，如论中所说："太阳阳明并病""太阳少阴并病"是其例。这一原则同样贯穿全论之中，正如柯琴在《伤寒论翼》中所说："论中有的条文虽无合并之名，而有合并之实。"日本研究《伤寒论》的学者十分重视这一问题，同时这也值得我们加以深入研究。

由上述可见，外邪侵袭人体，固然有一定的途径，但常中有变，论中有关内容正示人以辨证的灵活性，对指导治疗有着重要意义。如初起病在阳明、少阳或三阴，就应针对邪之所在采取相应的治法，而不应拘于先表后里的顺序；若系"两感"（表里同病），则表里两解；若系"合病"，又当具体分析，既有只解表而使里和之治，又有表里同治或先治其里，或治从少阳以枢机转邪外达；若系"并病"，一般又当先表后里。这些治疗法则既有一定的原则性，又显示了其灵活性，说明论中处理问题是十分辩证的。

3. 论《伤寒论》组方用药的规律

方药是中医治病的主要工具，古人云："工欲善其事，必先利其器。"故欲善医者，首重方药。早在《内经》中即有所谓"大小缓急奇偶复"之七方，而尤以复方为后世医家所习用。东汉张仲景"勤求古训，博采众方"，创造性地加以发挥，开辨证论治先河，立组方之规范，其所著《伤寒论》被尊称为"方书之祖"。纵观《伤寒论》112 方，用药精练，配伍巧妙，组方善于将性味相反的药物同用，配伍注重七情和合，遣方选药突出方证相应，加减变化非常灵活，只要能掌握其运用，则疗效卓著。诚如日本人山田正珍所云："余读仲景氏书，观其立法之意，循循然莫不有规矩，说补不偏补，说泻不偏泻，曲尽机变之妙。"为此拟对《伤寒论》的组方用药规律做一分析讨论。

（1）方证相应

方与证相对应，是经方的一大特点。处方选药要求达到优化组合，务必使处方成为有机整体。仲景遣方用药，是以"凭脉辨证"为基础，即根据患者具体脉证审察病机，"谨守病机，各司其属"，即以谨守病机为准则，以随机而变、治随证转来应病情变化。仲景组方用药常变并举，曲尽变化。

①审证析机。经曰："治病必求于本。"本者，病机也。因此，仲景凭脉辨证首先确立病机，病机是对某一证候的病位、病性、病势各方面情况的全面而简要的判断。任何疾病都具有区别于其他疾病的特殊本质，本质深藏于事物内部，然而"有诸内必形诸外"，任何本质都必然要表现这样或那样的现象。因此，要认识疾病，必须透过现象看本质，即通过分析、综合、归纳疾病表现于外的脉证，审证析机，认识疾病的本质。这是辨证的核心，也是遣方用药的关键。《伤寒论》

通篇贯穿了这一思想。

②方从证出。中医辨证论治所言之证，即为病机，仲景之论多以病为纲，病下设证，根据其不同病因病机，选方遣药，以证统方。如"水入则吐"的水逆证，选用五苓散主治。观五苓散中并无一味止呕药，但水逆证是由水饮停蓄、水气上逆导致，故以五苓散化气行水，水饮得去，呕逆自止。岳美中教授曾言："《伤寒论》出方剂而不言药性，由实践而来，有是证用是药，具体问题具体分析具体解决，万古常新。"(《岳美中论医集》)纵观仲景《伤寒论》112方，皆本于此，审证析机，方从证出，治随证转，理、法、方、药一线贯通，奠定了"观其脉证，知犯何逆，随证治之"的辨证论治大法。

仲景这种遣方用药规律，被后世医家效法，扩大了经方的应用范围，只要方药对证，切合病机，就可以异病同治，即柯琴（字韵伯）所说："仲景方可通治百病。"如桃核承气汤原主瘀热互结下焦，其人如狂，少腹急结，根据这一病机，临床上将本方广泛应用于内、外、妇、五官、传染病等多种病症。如用本方加减治愈大面积阴道血肿、外伤头痛、腰痛、脑外伤后遗症、痹病等，形成了中医独特的异病同治法则，后世（包括日本）的汤方辨证也是基于此而发展起来的。

③随机而变。仲景组方用药以谨守病机为准则，而于立法、选方、遣药、方后加减等方面灵活多变以应病之变化。疾病作为一个过程固然有着相对的静止，然而当部分或根本质变完成时，脉证也必然会随之产生相应的质的改变。由于不同质的矛盾只能用不同质的方法才能解决，因此选方用药既要有法有方，又要随机而变以切应病情，仲景组方用药正是"操通灵之法，以应无穷之变，惟变则适，而不胶于法"(《伤寒括要·自序》)。论中的各种类方（如桂枝汤类方、麻黄汤类方等），视病情轻重缓急或兼夹各异，在原方上损益以适应变化；或径用合方（如柴胡桂枝汤、桂麻各半汤等）。论中更有大量随证加减之法，均体现了随机而变、不可执一的"随证治之"之法。

（2）相反相成

仲景善于将性味相反、作用不同的药物配伍组方，既阴阳兼顾、对立统一，又刚柔互济、相反相成。

①寒温同用。《神农本草经》指出："疗寒以热药，疗热以寒药。"但临证病情

复杂多变，并非纯用寒热，而常常寒温同用。因此，仲景在《伤寒论》中创立了很多寒温同用的法则和方药。

何梦瑶在《医碥》中指出："有寒热并用者，因其人寒热之邪夹杂于内，不得不用寒热夹杂之剂，古人每多如此。"仲景寒温同用多运用于寒热错杂之上热下寒、外寒里热等证。如治疗蛔厥的乌梅丸，方中温中散寒的附子、桂枝、干姜、川椒配伍苦寒清热的黄连、黄柏；治疗胸中有热、胃中有寒，呕吐腹痛的黄连汤，以苦寒的黄连配伍辛热之干姜、桂枝；治疗伤寒表实兼里热的大青龙汤，以辛温发散的麻、桂配伍大寒清热的石膏，使散表寒而不助里热，清里热而不遏表寒，相辅为用，相反相成，对立而统一。

②散收并蓄。发散与收敛同用，散中有收，收中寓散，配伍精巧，独具匠心。如桂枝汤中桂、芍相配，散中有收，开中有合，刚柔相济。太阳中风之证，桂枝、芍药，一散一收，宜等量应用，意在调和营卫，使开合适度，表证得解。若病久渐虚则芍药倍桂枝，即建中之意，意在收敛补虚。可见散、收多少不同，治疗各异，这种具有辩证法思想的对立统一用药，正是仲景高明之处。

散收并蓄的配伍应用，最有代表性的当属姜、辛、味的配伍。干姜、细辛发散寒邪，五味子收敛肺气，并防姜、辛耗散太过。正如张锡纯所说："肺脏具阖辟之机，治肺之药，过于散则有碍于阖，过于敛则有碍于辟。"（《医学衷中参西录》）姜、辛、味合用，散收适度，阖辟自如。仲景的小青龙汤、苓甘五味姜辛汤、射干麻黄汤、厚朴麻黄汤以及真武汤、小柴胡汤、四逆散方后的加减中，都应用了这一配伍，应用甚广，功效显著。

③升降相因。仲景组方用药十分注意斡旋气机，调理升降。"升降出入，无器不有""出入废则生机化灭，升降息则气立孤危"。

如调理气机之祖方——四逆散，以柴胡苦平而升散，枳实苦泄以清降；和解少阳枢机的小柴胡汤，方中既有柴胡的升发，又有半夏的降逆，有升有降，相须相济，相反相成，使枢机得利，气机调畅；再如三泻心汤，体现了仲景创立的辛开苦降法，将苦寒药与辛温药有机配伍，开结通阳，降逆泄热，斡旋中焦气机，使清阳得升，浊阴得降，恢复升降之职。

④攻补兼施。徐灵胎指出："人虚而证实，如弱体之人，冒风伤食之类，或人

实而症虚，如强壮之人，劳倦亡阳之类……若纯用补，则邪气益固，纯用攻，则正气随脱，此病未愈，彼病益深，古方所以有攻补同用之法。"（《徐灵胎医书全集》）扶正有助于驱邪，正胜则邪却，祛邪也有利于扶正，邪去则正安。

《伤寒论》的组方配伍中，灵活地运用了攻补兼施法则，或寓攻于补，或寓补于攻，或攻补并重。如白虎加人参汤、竹叶石膏汤、厚朴生姜半夏甘草人参汤等，即峻攻之下，仲景亦不忘扶助正气。再如论中十枣汤中之大枣、调胃承气汤中之甘草、白虎汤中之粳米，驱邪而不伤正。

（3）七情和合

所谓"七情"是指药物与药物之间出现相互作用的关系，古人将之总结归纳为七种情况，即"单行""相须""相使""相畏""相杀""相恶""相反"。仲景组方用药尤为重视药物配伍关系，突出表现为注重配伍药物，使之相互协同而增进疗效，以及药物相互配用而减轻或消除其毒性或副作用。

①同类相加。功用相类似的药物，配合应用后可起到协同作用，加强药物疗效，古人称之为相须为用。这类配伍，能起到代数和的效应，故曰："同类不可离也。"

仲景用药尤重于此，形成了很多非常著名的配伍药对，如辛温发汗、宣肺解表的麻黄汤，麻黄与桂枝配伍，以增强其发汗作用；大清气热的白虎汤，石膏与知母配伍，能明显地增强清热泻火的治疗效果；通腑泄热的承气汤，大黄与芒硝配伍，大黄苦寒，清热泻火、攻积导滞，芒硝苦咸寒，泻下软坚，二者配伍，相须为用，能明显增强攻下泄热的治疗效果；又如四逆汤中附子与干姜配伍，附子大辛大热，温通十二经脉，走而不守，干姜辛热暖中，守而不走，两者合用温补脾肾、回阳救逆，相得益彰，故有"附子无姜而不热"之说。

药物的相须相使是仲景组方用药的一大特点，贯穿于《伤寒论》始终，其绝大多数组方用药都被后世医家作为典范而应用，诸如黄芩配黄连、旋覆花配代赭石、龙骨配牡蛎、水蛭配虻虫、茵陈配栀子、白头翁配秦皮、半夏配生姜、栀子配淡豆豉、芍药配甘草、桔梗配甘草、桂枝配甘草、干姜配甘草、麻黄配杏仁，等等，皆充分发挥了药物的协同作用而使疗效倍增，掌握仲景这一组方用药规律对于提高临床疗效将会大有裨益。

②制彼之毒。药物相互配伍应用，能够抑制毒副作用，加强疗效，古人称之为相畏相杀。李时珍云："相畏者，受彼之制也。""相杀者，制彼之毒也。"

仲景在组方配伍中，既注重相须相使的运用，以增强药物疗效；又重视药物的相畏相杀，以抑制药物的毒性和副作用。如治疗外感风邪，身热不解而喘咳的麻杏甘石汤，方中石膏辛、甘、寒，功可清泄肺胃之热以生津，麻黄辛、苦、温，功可宣肺解表而平喘，两药配伍一寒一温，相互制约，石膏之寒抑制麻黄之温，从而达到辛凉宣肺、清泄肺热、止咳平喘之功。又如治疗阴寒内结的大黄附子汤（《金匮要略》），以大辛大热之附子配伍苦寒泻下之大黄，大黄在辛热的附子制约下，去苦寒之性，而存泻下之用，变寒下为温下。再如温补脾肾、回阳救逆之四逆汤类方，以附子配伍干姜、甘草，一方面体现了相须相使的应用，增强主药附子的功效；另一方面，又体现了药物配伍的相畏相杀，抑制附子的毒副作用。现代药理实验也证实了这一配伍的科学性，以麻醉家兔的低血压状态模型，观察单味附子及其与干姜、甘草配用所具有的效应，发现单味附子虽有一定强心升压效应，但其作用不如全方四逆汤，且可导致异位性心律失常。配用干姜、甘草后，其强心升压效应明显优于单味附子，且能减慢窦性心率，避免单味附子所产生的异位性心律失常。这一实验，更加清楚地说明了仲景组方中注重"七情和合"，充分发挥药物功效和作用的思想。

总之，掌握仲景的组方用药规律，对于深入理解仲景的学术思想，准确、灵活地运用经方都会大有裨益。通过对《伤寒论》组方用药规律的探讨，我们清楚地看到仲景制方法度严谨、配伍精当、用药微妙，对我们临床工作有极大的指导意义。

（三）对辨证治疗的阐发

1. 低热的辨证及治法初探

低热并不是一个疾病，而是一个症状。它是指发热在 37.4～38℃ 之间（舌下测温）而无明显波动，仅有极少数者体温超过 38℃，亦有体温不高而自觉发热者。

这类发热，大多起病徐缓，时间在 1 个月以上，或反复发作经数月甚至更长时间而不能治愈，所以又称为长期低热或慢性微热。导致低热的原因甚为复杂，一般可分为器质性和功能性两大类，其中以器质性最为常见，病因又以感染为最多。在临床上，有的病例虽经现代医学多方面检查，但有时亦难以找到确切原因，故治疗亦颇感棘手。中医治疗低热，有一定疗效。因此，认真探讨低热的中医辨证及其治法，是有一定临床意义的。

（1）对低热的初步认识

发热的高低，中医并不是以温度计作为衡量标准的，而是在长期的医疗实践中，创立了一套独特的医学体系。它从发热的症状、时间、脉证等不同表现进行分析、综合、归纳，辨其属于何种发热，然后进行论治。

一般来说，发热可见于若干疾病，热与寒是相对立的，所以热是中医"八纲"辨证的内容之一。就其病位讲有表里之分，从性质看有虚实之别，从属性分又有阴阳之辨，其辨别依据的要点是伴随发热所出现的脉证，而不是发热的高低。从发热的原因来说，中医学又分为外感发热和内伤发热两大类。外感发热，是指由"六淫"及疫病病邪所引起，一般发病较急，体温较高，或愈或变较快，病程持续时间不长，属于实证范围。这类发热在《伤寒论》和有关温病著作中论之甚详。内伤发热引起的原因则较为复杂，有因病后失调，余邪留滞；有因烦劳过度，或久病失养，或房事失节等导致阴阳气血亏损；有因情志受伤，气机郁结，或因宿食、痰郁、瘀血、疮毒等留积不去，阻碍气血正常运行，体内阴阳失调，均可产生发热之候。张景岳指出："凡热病之作，亦自有内外之辨。如感风寒而转化为热，或因时气而火盛为热，此皆外来之热，即伤寒、瘟疫、时毒、痎疟之属也。至若内生之热，则有因饮食而致者，有因劳倦而致者，有因酒色而致者，有因七情而致者，有因药饵而致者，有因过暖而致者，有因阴虚而致者，有偶感而致者，有积累而致者。"《证治汇补》在论杂病发热中也说："阴虚则发热，此一端也。其他除外感客邪之外，有劳力、劳色、气郁、火郁、伤食、伤酒、夹瘀、疮毒、夹痰、虚烦皆能发热，宜熟辨之。"由此可见，古人认为发热有外感、内伤之分，不能混为一谈。为了有别于外感发热，不少医家还提出"杂病发热"应分别论治，如《寿世保元》中"夫发热者，非止一端，杂病中俱有发热，医者宜照各门治法治之"正是指此而言。内伤发热，一般持续时间较长，热象不盛，病情变化较慢，大多表现为虚证或虚实夹杂，或邪气留积。所以，陈师认为现代医学所称的长期低热或慢性微热，基本属于这一范畴。

为了便于讨论，下面拟就正虚邪恋、虚损不足、邪气留积三个方面的发热来谈谈中医的辨证及其治法。

（2）低热的辨证及其治法

低热一症，原因复杂，牵涉面广，临床虽以虚证为主，但常虚实夹杂，病情错综复杂。因此，一方面，必须坚持中医辨证施治的原则，审证求因，审因论治；另一方面，采取适当分型施治也有必要，可据此掌握其一般规律，有利于指导临床治疗。如有的病人，证型确定之后，在治疗过程中，立法处方基本不变，直至治愈，若反复改动则难以获效。但又绝不能为分型所束缚，必须具体问题具体分析。特别是在病久体虚的情况下，因正虚不能胜邪，往往发生兼夹证候，如不从整体出发加以兼顾，则难以获得疗效。

①正虚邪恋。所谓"正虚邪恋"，是指外感疾病，治疗失当，正气已虚，余邪留滞，发热日久不愈之候。临床常见有如下几种证型：

营卫不和

其症常见时时发热，恶风汗出，或仅有乍寒乍热，头痛乏力，四肢酸痛，舌质淡苔薄白，脉浮缓或细弱。

治法：以调和营卫为主。

方药：桂枝汤（桂枝、白芍、炙甘草、生姜、大枣）；调营养卫汤（党参、白术、当归、黄芪、炙甘草、柴胡、陈皮、川芎、羌活、防风、白芍、生姜、大枣）。

本型辨证要点是发热、汗出、脉浮缓或细弱，而里无热象，主要是营卫失和所致，故以调和营卫的桂枝汤为主方。如仅见乍寒乍热、头痛、乏力、四肢酸痛、无汗或少汗的，又为营卫气血俱虚、余邪留滞在表之证，宜改用补气益血、调和营卫佐以疏散余邪的调营养卫汤较为对证。

邪留半表半里

外感热病，由于正虚邪恋，常见邪留半表半里的正邪纷争之证，以致长期低热不退。但随病因不同，表现各异，治法亦有所不同。如系伤寒所致，则以寒热

往来、口苦咽干、目眩、默默不欲食、心烦喜呕、脉弦为主；如系温病热郁少阳
而兼痰湿，则见寒热往来、口苦胁痛、烦渴溲赤、脘痞泛恶、苔腻舌红、脉弦
数；如系湿热之邪留连三焦，则见寒热起伏、胸闷脘痞、腹胀、溲短、苔腻、脉
缓；如属湿邪偏重而兼秽浊，阳气被郁，则症见寒甚热微、身痛有汗、手足沉重、
呕逆胀满、舌苔白厚秽浊、脉象缓而不弦。

　　治法：总以和解表里为主。如系伤寒邪留少阳，宜和解少阳；如系温病热郁
少阳，宜清泄少阳；如系湿热留连三焦，又宜分消走泄；如属湿热秽浊郁阻膜原，
又当开达膜原。

　　方药：和解少阳以小柴胡汤为主（党参、柴胡、黄芩、半夏、甘草、生姜、
大枣）；清泄少阳以蒿芩清胆汤为主（青蒿、赤茯苓、半夏、陈皮、枳壳、竹茹、
黄芩、碧玉散）；分消走泄以温胆汤为主（茯苓、半夏、陈皮、枳实、竹茹、大
枣、甘草），若热盛，去大枣加黄连、生姜，名黄连温胆汤；开达膜原以达原饮为
主（槟榔、厚朴、草果、白芍、知母、黄芩、甘草），若本方去白芍、知母，加
藿香、半夏、生姜，名雷氏宣透膜原法，用于湿邪偏重而兼秽浊者，疏利透达湿
浊之邪作用较原方更为切合病情。

　　伤寒邪留少阳，症见寒热往来、胸胁苦满、口苦咽干、目眩、心烦喜呕、苔
白脉弦等，为邪在半表半里，正邪纷争，故寒热作止无时，治宜用小柴胡汤和解
表里。温病热郁少阳而兼痰湿，为病邪留恋少阳胆经，枢机不利，其症寒热似
疟，寒轻热重，故治宜清泄少阳胆热兼利湿化痰，用蒿芩清胆汤。湿热邪留少阳
三焦，气化失司，水道不利，以致痰湿内阻，湿重热轻者，虽见寒热起伏，但有
胸满腹胀、溲短、苔腻等，又当用温胆汤之走泄，宣展气机以分消三焦之邪，诚
如叶天士《外感温热篇》说："再论气病有不传血分而邪留三焦，亦如伤寒中少阳
病也。彼则和解表里之半，此则分消上下之势，随证变法，如近时杏、朴、苓等
类，或如温胆汤之走泄。"可见伤寒邪留少阳与此是有区别的。若湿邪偏重而兼
秽浊，阻遏膜原，阳气被郁，其症寒甚热微、身痛有汗、手足沉重、呕逆胀满、
苔白厚腻浊或积如轻粉，非开达膜原不可，故用达原饮为主方。所以，临床必须
详审，辨证投方，才不致误。

　　②湿热郁滞。此多见于湿重热轻患者，其症身热不扬，头昏重，身重或痛，

胸闷不饥，口不渴，面色淡黄，苔白腻或黄腻，脉濡或缓。

治法：以宣化湿热为主。

方药：三仁汤（杏仁、白豆蔻、厚朴、半夏、薏苡仁、通草、滑石、竹叶）；加减正气散（藿香、厚朴、茯苓、陈皮、杏仁、滑石）。若湿郁极盛者可加草果、苍术、菖蒲等辛开芳化燥湿之品。

湿热之邪最易侵犯中焦，前人认为"中气实则病阳明，中气虚则病太阴"。病阳明则热重于湿，病太阴则湿重于热。因本型为湿重热轻，故多表现脾为湿困之证。湿为阴邪，其性黏腻停滞，所以起病缓慢，病程较长，难以速愈。故用芳香宣化、清热利湿之品，使"湿不与热合"，三仁汤、加减正气散均属这类方剂，或用甘露消毒丹加减亦可。

热伏阴分

本型多见于温病后期，余邪留伏阴分所致，病势较缓，久延不愈。其症夜热早凉，热退无汗或有盗汗，能食形瘦，少苔或无苔，舌红脉细数。

治法：以滋阴透热为主。

方药：青蒿鳖甲汤（青蒿、鳖甲、细生地、牡丹皮、知母）。

由于邪伏阴分，夜属阴，故夜热早凉；邪不得外解，故热退无汗，或阳气逼津外泄则见盗汗。吴鞠通说："夜行阴分而热，日行阳分而凉，邪气深伏阴分可知。热退无汗，邪不出表，而仍归阴分可知矣。"因胃肠无病则能食，但病久阴血亏耗，故形体消瘦。所以既不单纯采取养阴，又不使用苦寒药物，而是一面养阴，一面透热外达，佐以凉血生津润燥之品，以达滋阴透热之目的。方中青蒿、鳖甲同用，甚有深意。鳖甲能滋阴入络搜邪，青蒿芳香透络可导邪外出。诚如吴鞠通所说："此方有先入后出之妙，青蒿不能直入阴分，有鳖甲领之入也，鳖甲不能独出阳分，有青蒿领之出也。"

虚损不足

由于久病失养、劳倦伤脾、五志动火、房劳伤肾等，导致人体脏腑阴阳气血亏损，长期发热不退，称为虚损发热。这类病人，临床表现亦颇复杂，为了讨论方便，初步分为气虚、血虚、阳虚、阴虚四种类型。

气虚发热

本型病人以脾肺气虚为主，其症多见面色不华，气少懒言，倦怠乏力，身热有汗，渴喜热饮，便溏腹胀，头痛形寒，易于感冒，舌淡苔薄，脉虚。

治法：益气扶中，甘温除热。

方药：黄芪建中汤（黄芪、桂枝、白芍、炙甘草、生姜、大枣、饴糖）；补中益气汤（党参、白术、黄芪、当归、陈皮、升麻、柴胡、甘草）。

本证多缘于饮食劳倦，伤损脾胃，气血生化不足，故有一系列气虚见症。因脾虚则后天生化之机衰减，阳损及阴，阴液不足，则生虚热，或清阳下陷，使上下内外之阴阳失调，"阴火上冲"而致发热。李东垣说："是热也，非表伤寒邪，皮毛间发热也，乃肾间受脾胃下流之湿气，闭塞其下，致阴火上冲，作蒸蒸而躁热。"（按：阴火是脾湿下流，肾水受困，郁遏生热，与阳热不同，故称之）可见这类发热，其前者病理要点在于脾胃虚损，后天阴液生化之机不足；后者则为清阳下陷，阴火上冲。故黄芪建中汤之用，在于温养元气，推动中焦气化，使阳能生阴，虚热自退；补中益气汤之用，则重在补脾升阳，使湿不下陷，则"阴火"自降，发热自除。诚如《证治汇补》说："气分虚热者，用甘温以除热，盖大热在上，大寒必伏于内，用甘温以助地气，使真气旺而邪火自熄。"

此外，有的低热不退，以脾虚见症为主者，如身热、手心为甚、精神憔悴、食纳日减、大便溏薄、小便清长、苔薄白、脉细弱，则为脾之阳气不归于内所致，前人称为"脾虚发热"，又当补脾退热，宜改用七味白术散（即四君子汤加葛根、木香、藿香）或六神散（即四君子汤加怀山药、扁豆、生姜、大枣、粳米）。所谓"和其胃气，阳气归内，身体自凉"。

血虚发热

本型以心肝血亏为主，多发生在劳倦内伤或疮疡溃后，及妇女经产时伤阴失血过多。其症见小劳则热，头晕眼花，心悸征仲，失眠梦多，面色不华，指甲干黄，舌质淡，脉细或芤或大而虚。

治法：以补气生血为主。

方药：当归补血汤（当归、黄芪）；人参养营汤（党参、白术、茯苓、当归、白芍、熟地、甘草、远志、五味子、陈皮、生姜、大枣）加减；圣愈汤（即四物汤加人参、黄芪）加减。

血属阴，血虚则阴不维阳，劳则气越而阳浮，故发热。所谓"阴血不足，阳必凑之"。其余诸症，均属血虚失养所致。故治宜养血为主，加入补脾益气之品以资生血之源，即"阳生阴长"之义。因气旺则血旺，血足气自守，阴平阳秘，则虚热自退。故前人说："然阴虚无骤补之法，计在培阴以藏阳，血脱有生血之机，必先补气，此阳生阴长，血随气行之理也。"

阳虚发热

本型以脾肾阳气亏虚为主，其症见畏寒肢冷，少气懒言，倦怠食少，便溏或完谷不化，腰酸膝软，阳痿遗精或浮肿多尿，舌质淡苔白，脉沉细无力。此种病例，虽见体温上升，但多无明显自觉发热。但肾阳虚衰，虚阳外越者，除有虚寒见症外，还可见有发热、自汗、不胜风寒、烦渴引饮、不能下咽、面目俱赤、舌生芒刺、两唇黑裂、喉间如火、两脚如烙、痰涎壅盛、喘息不宁、脉象洪大、按之无力等一系列相火外越见症。

治法：如属阳虚，检查体温虽有低热而无虚火外越之证，宜益气温阳；如有相火外越见症，又当引火归元，使外越之相火得以收敛。

方药：拯阳理劳汤（人参、黄芪、白术、炙甘草、陈皮、肉桂、当归、五味子）加减。脉沉迟加附子，冬月加干姜；引火归元用八味丸（附片、肉桂、熟地、茯苓、泽泻、牡丹皮、山萸肉、怀山药）。

如仅见脾肾阳虚之证，无明显自觉发热而检查体温有低热者，则为阳虚阴盛。人体内外之阴阳失调，虚阳外浮，但病情尚不严重，只见体温变化，尚无自觉发热。所以只用益肾温阳的拯阳理劳汤，使阳气得复，脾肾有权，升降复常，则诸症可望消失。若伴有相火上越，属"肾虚水冷，火不归经，游行于外而发热"者，则当用八味丸引火归元，即所谓"导龙入海"之法，"益火之源，以消阴翳"。此种发热，若误用苦寒，则火更甚，或只凭其虚，而不辨其病机，投以参术则火愈炽，皆非对证，甚或导致不良后果。

阴虚发热

多因思想无穷，五志动火，暗耗真阴，或房事不节，纵欲过度，以致真精亏损，水不制火，虚热内炽。其症多见午后身热，眩晕颧红，五心烦热，或骨蒸潮热，盗汗，心悸失眠，大便燥结，腰酸遗精，舌质红，脉细数无力。

治法：以滋阴降火为主。

方药：六味地黄丸（熟地、牡丹皮、泽泻、茯苓、怀山药、吴茱萸）；清骨散（鳖甲、地骨皮、知母、青蒿、银柴胡、黄连、秦艽、甘草）。

由于阴精亏损，阳气独盛，水不制火，故出现一系列阴虚内热之候。人体脏腑相关，真阴不足，势必影响他脏。如阴虚火动，扰及心神则心悸失眠；虚热内扰，则五心烦热；水不涵木，则肝阳上亢；虚火妄动，则腰酸遗精；逼液外泄，则见盗汗。总由内伤真阴，不能制火，阳气偏亢所致。故治法以滋阴为主，使阴复则亢阳退，即"壮水之主，以制阳光"之义，以六味地黄丸为其代表方剂。如阴虚火旺又当滋阴降火并举，如清骨散之类。

邪气留积

这里所述的发热，主要是指因郁火、食滞、痰郁、瘀血、疮毒等留积不去，阻碍人体气血运行，使内外阴阳失调。

郁火发热

本型以七情内伤，肝胆气郁较多见，亦有因胃虚食冷，抑遏阳气于脾土之中而发者。其症如系七情内伤，肝胆气郁引起，则见日晡烦热或时寒时热、精神抑郁、心烦易怒、头晕耳鸣、失眠梦多，妇人每多月经不调、乳房胀痛，苔薄微黄，脉弦或数。如系内伤生冷，抑遏阳气于脾土之中，则多见四肢发热、扪之烙手，或昼夜不减，或夜分即热、天明暂缓，倦怠乏力，苔白厚，脉细数有力，或沉缓有力。

治法：肝胆气郁化火发热者，宜解郁退热；火郁于中，不得舒散而发热者，宜升阳散火。

方药：解郁退热用丹栀逍遥散（当归、白芍、茯苓、白术、柴胡、甘草、薄荷、牡丹皮、栀子、煨姜）；升阳散火宜火郁汤（升麻、葛根、防风、柴胡、白芍、甘草）。

遇事忧郁，情志不遂，则肝气郁结。肝与胆为表里，肝气郁则胆气亦郁，郁久则化热，以致肝气横逆、心烦易怒、胁痛、寒热等诸症随之而起。肝又为藏血之脏，体阴而用阳，肝失疏泄，肝血不足，故见头晕耳鸣、失眠梦多、脉弦或数，为肝经郁热之证。故治宜丹栀逍遥散以解郁清热、健脾和营。如因过食生冷，抑遏阳气，其发热则以手足四肢更甚。因四肢为脾所主，前人所谓"阴复乎阳""热伏地中"。其治又当本"火郁发之"的原则，宜火郁汤，升阳散火，此又非苦寒清热所能奏效。

食滞发热

食积停滞，郁久生热，其症蒸蒸而热，面色正赤，嗳气吞酸，脘满或胀或痛，头痛呕恶，大便或溏或结，苔腻，脉滑实或沉伏。

治法：以消食导滞为主。

方药：保和丸（山楂、神曲、茯苓、半夏、陈皮、连翘、莱菔子）。

本证缘于饮食过度，损伤肠胃，脾运不及，因而停滞为患。《素问·痹论》说："饮食自倍，肠胃乃伤。"饮食停滞中焦，气机阻滞，故有脾胃运化失常的一系列症状出现。其发热是因食滞阳明胃肠与胃气相搏，郁积不解，外泛肌表所致。故治宜消食导滞，使积滞去，郁积之热则随之而解。《证治汇补》论伤食发热："知其热在内也，消导则已。"若伤食兼感寒邪，又当解表和里，宜用藿香正气散之类；若表解而不愈，变生口舌干燥、心下硬痛等症，又当改用泻下导滞之剂去其积热。

痰郁发热

多因脾胃运化失常，痰浊内留，滞于胃肠，郁伏化热所致。其症见发热常日轻夜重，恶心痞闷，胸膈不快，倦怠不食，形体消瘦，苔浊腻微黄，脉沉滑或兼实象。

治法：理气化痰，清热泻火。

方药：滚痰丸（大黄、黄芩、青礞石、沉香）。

痰滞中焦，阻碍升降，故恶心痞闷；胸膈不快，脾失健运，化源衰少，血无所滋，则发热夜间较甚；津液不化则形体消瘦；苔浊腻微黄、脉沉滑或实，均为痰滞胃肠，郁遏化热之象。故宜滚痰丸理气化痰、清热泻火，使痰去则热除。若不循治法，则难以治愈。

瘀血发热

多因外伤或病久入络，瘀血停留，阻遏气血运行所致。其症见发热烦躁，多日轻夜重，面色晦暗，形体消瘦，或漱水不欲咽，或胸胁小腹急结，大便黑而易，舌质青紫或有瘀点，脉多见涩象。

治法：以活血化瘀为主。

方药：血府逐瘀汤（当归、川芎、生地、赤芍、桃仁、红花、柴胡、枳壳、桔梗、牛膝、甘草）；复元活血汤（柴胡、天花粉、当归、红花、甘草、炮山甲、桃仁、大黄）。

瘀血所致的发热，除有一系列瘀血阻滞见症外，其表现不一，可为全身或局部，自觉或他觉发热。因瘀血留积部位、病程长短及耗伤人体气血阴阳等的不同而可见多种类型。其共同点之一是脉证多不一致。如《金匮要略》说："病人如热状，烦满，口干燥而渴，其脉反无热，此为阴伏，是瘀血也。"故本证治疗重点，以活血化瘀为主。一般瘀血内阻而见发热者，可用血府逐瘀汤加减；若跌打损伤，恶血留于胁下，痛不可忍者，可用复元活血汤。总之使瘀去新生，阴阳气血运行得以复常，发热亦随之解除。

疮毒发热

外表之疮毒，易于察觉，在里之疮毒则往往不易发现，从而导致长期低热不退。此种发热，如不详加询问，则很难辨识。其症多见日晡寒热，拘急倦怠，大便秘结或稀而黄臭，细问之多有痛处可寻，苔白微黄，舌质红，脉数而急。

治法：清上泄下，活血解毒。

方药：内疏黄连汤（桔梗、连翘、黄芩、栀子、薄荷、槟榔、大黄、黄连、当归、白芍、木香、甘草）。

此种发热，即《外科正宗》所称之"里证发热"。临床上除有一系列里热见症外，常有痛处可寻，方为疮毒发热。现代医学之"慢性局灶性感染"多属此类。故宜清上泄下、活血解毒，使疮毒得到清解，其热自退。但这类发热，因疮毒所在部位、病情轻重及体质强弱不同，而不能拘守一方一药，应随证施治方能收到预期效果。此外，对疮毒发热，在有条件的地方应结合现代医学检查，对确定诊断和治疗有很大帮助。

2. 论仲景对腹满的辨证方法

腹满是伤寒邪气入里的重要标志之一，也是杂病中一个常见的病症，由于它在临床上占有重要地位，故仲景在撰述《伤寒杂病论》时对其辨证论治做了深刻的阐述。原书所论内容非常丰富，至今在临床上仍具有很大的实用价值。但自宋代以后，仲景之书已被分成《伤寒论》和《金匮要略》传世，如不进行综合研究，实难以窥见其全部精神实质。为此，将两书对腹满的有关论述结合起来讨论，进而阐明它的辨证论治方法，无疑具有一定的现实意义。

（1）成因及病机的认识

一般而论，伤寒症见腹满是邪气入里的表现。在六经病变过程中都可以发生这一病机转变。但具体分析其病因又十分复杂。据《伤寒论》中有关原文归纳，大致有这样几个方面：①病在太阳，因发汗不当，或失治和误行吐下之后，致使里虚邪陷，病入于里。②阳明病里热炽盛，壅阻气机，或化热成实，燥屎内结，或大下之后，邪热未尽，又与宿食相结，形成燥屎；或阳明中风，邪热充斥于里，气机流行不畅；或阳明中寒，误行攻下，中阳虚馁，寒湿内阻。③伤寒邪犯少阳，而从相火之化，邪热内舍于肝，发生乘脾或乘肺之变。④三阳合病，阳明热邪独盛，阻滞气机，胃气流行不畅。⑤邪入三阴，如太阴病脾虚失运，寒湿内盛；少阴病六七日，邪从热化，水竭土燥，而成燥屎；厥阴病虚寒下利，寒凝气滞，浊阴不化，或虚寒下利，误行发汗。里阳愈虚，浊阴内填，如此等等，都可以发生不同性质和不同程度的腹满见症。

杂病腹满其病多自内生，故与伤寒腹满多由邪气入里所致有所不同。据《金匮要略·腹满寒疝宿食病脉证并治》有关原文归纳，其成因有：①里阳不足，肝气上逆；②脾胃虚寒，气滞不运；③实热内积，气滞不行；④宿食停滞，燥屎阻结；⑤阳明腑实，兼有表邪；⑥邪犯少阳，兼有里实。这些成因同样可以发生不同性质和不同程度的腹满证候。

再从腹满的病机来看，由于伤寒邪气入里的病理层次有浅有深，有的腹满只是邪气入里的一个兼见症状，有的则已构成了以腹满为主的证型，因而脉证表现和病机十分复杂。为了辨治不误，仲景对腹满的成因和种种表现论之特详，内容遍及各篇。杂病腹满多自内生，本属一类病候，故仲景将之列为专篇，并作为一个病种来论述，其重点在于辨腹满的不同性质和具体治法，同时又兼及成因，说明两者确有不同。但不可忽视的是，其中有伤寒引发内伤和杂病导致外感而成腹满之例，特别是伤寒腹满已经构成证型者，与杂病腹满的病机又是相通的。如在病位上，均以脾胃（大肠）为中心，兼及于肝或肾。在病性上，均有寒热虚实之变：凡因热邪阻滞气机，胃气不得通畅，或里有燥屎，宿食阻结，腑气不通者，均属实证热证；凡因中阳不足，寒湿停滞或虚寒从下而上，浊阴内填，或脾肾阳虚，寒凝气滞者，均属虚证寒证。在病势上，均属气机阻滞不行，邪正互争于里，因而在辨证和治法上是相通的。

综上可见，仲景在论述伤寒和杂病的腹满时，虽然各有重点，详略亦不相同，但殊途同归。因此，将两者结合起来讨论更能窥见其辨治方法，并在临床上收到相得益彰之用。

（2）关于腹满的主要辨证方法

根据《伤寒论》和《金匮要略》的有关论述，结合后世的发展和临床运用体会，对腹满的主要辨证方法可以归纳为：

注意病之成因与审证求因相结合：由于伤寒邪气入里的原因和途径较多，为了使人能知病之所起，并作为分析病机和辨别病性的一个重要参考条件，仲景对此论之甚详。在临床上对伤寒腹满的辨证必须首先询问其初病时的表现，分析病起于何经，再了解病程和治疗经过，有否失治、误治等情况，这是一个非常重要的前提，然后才是根据所见脉证进行综合分析。但在分析时还应看到伤寒邪气入里的浅深层次和寒热虚实之变，除与上述种种成因有关外，还与患者的正气强弱、体质差异和有无宿疾等因素密切相关。所以了解其发病情况、病程和治疗经过只是问题的一个方面。另一方面还必须根据脉证以审证求因，只有这样才能对病机做出透彻的分析，辨证方不致误，这可以说是辨伤寒腹满的一个基本方法。例如，"本太阳病，医反下之，因而腹满时痛者，属太阴也，桂枝加芍药汤主之；若大实痛者，桂枝加大黄汤主之"（279条）。本条若非误下，使里虚邪陷，太阳之邪不会转入太阴而成腹满之症，说明误下是主要原因。但为什么有的太阳病误下要转入阳明？即使是转入太阴的，为什么会出现两种不同的病情？显然又与患者正气强弱、个体差异和有无宿疾有关，这些都必须根据脉证审证以求。可见对伤寒腹满之辨必须注意将病的成因与审证求因相结合。至于杂病的腹满，则重在审证求因。例如，《金匮要略·腹满寒疝宿食病脉证治》云："趺阳脉微而弦，法当腹满，不满者必便难、两胁疼痛，此虚寒从下上也，当与温药和之。"就是据此进行分析的。因趺阳脉为胃所主，微为中阳不足，弦为肝脉，此种脉象反映了土虚木贼的病机，故必然发生腹满，若不满则便难、两胁疼痛。因两者均与这一病机有关，据理逆推其因则属"虚寒从下上也"，实际上这是审证求因的典型例证。又如，杂病中的腹满兼表，则属病之成因与审证求因相合之例，可见两者结合非常重要。

对腹满的种种证候应进行客观检查：无论伤寒或杂病的腹满，都有着种种不同的证候表现，故不能只凭患者的自述就下结论，而应进行必要的客观检查，才能做出确切的判断，所以仲景一再提到切按胸腹的诊断方法。但要检查腹满证候，必须弄清"腹满"二字的含义。综观仲景对腹部的划分，上腹胃脘部位大都称为心下，脐下正中部位则称小腹或少腹。据此，只有胃脘以下、小腹或少腹以上区域才属于腹的范围。这一部位正与内之足太阴脾和足阳明胃密切相关。至于"满"，从字义上讲，有盈实之义，为气机阻滞、填塞壅满的表现。故无论病之在脾在胃均可发生腹满之候。

在《伤寒论》中，除概称腹满外，还有"腹微满""腹都满""腹大满""腹胀满"之分，说明腹满有轻重微甚之分，这些通过问诊和腹部切诊不难辨别。但腹满的程度并不能决定病的性质，所以仲景在腹部切诊时还特别强调这样两点：①查腹满之减与不减。如"腹满不减，减不足言，当下之，宜大承气汤"（255条）;《金匮要略》又云："腹满时减，复如故，此为寒，当与温药。"前者"腹满不减，减不足言"是里有燥屎阻结，气滞不通，为阳明里实热证的腹征，故当用大承气汤攻下燥屎热结；后者"腹满时减，复如故"是因里之阳气不足，浊阴凝聚，为太阴里虚寒证的腹征，所谓"脏寒生满病"是也，故当与温药。②查腹满之兼痛与否。凡无实邪阻滞之虚满，多满而不痛，即使痛亦喜按，若满痛拒按，则为里有实邪阻滞之实满，所谓"不通则痛"是也。《金匮要略》云："病者腹满，按之不痛为虚，痛者为实。"故里虚之腹满或痛，切忌攻下。如论云："太阴之为病，腹满而吐，食不下，自利益甚，时腹自痛。若下之，必胸下结硬。"（273条）若属里实腹满或痛，又当攻下。故论中又有"发汗不解，腹满痛者，急下之，宜大承气汤"（254条），"大下后，六七日不大便，烦不解，腹满痛者，有燥屎也，宜大承气汤"（241 条）之说，均是其例。

由此可见对腹满进行客观检查，不仅可以查清满之轻重微甚的确切情况，而且还可以辨明病之虚实寒热，并本此确定治法。因此，它是腹满辨证的主要方法之一。

根据脉证和舌象全面加以综合分析：详审成因与审证求因相结合以及对腹满进行客观检查十分重要，但仲景并未忽视脉证和舌象合参，并全面进行综合分析。只不过他在论中表述时，或详此略彼，或详彼略此，或有的明写，或有的暗写，这些都必须反复推求，并在无字处求之，才能得其要领。

由于伤寒腹满只是一个症状，随着邪气入里的病理层次有浅有深，病变情况十分复杂，有的腹满只是他证的兼见症状，并不属于一个独立的证型。例如"阳明病。脉浮而紧，咽燥口苦，腹满而喘，发热汗出，不恶寒，反恶热，身重"（221 条）就属此种情形。因阳明病里热炽盛，其气外扬则脉浮，邪热盛实则脉紧。里热上蒸，灼伤津液，则咽燥口结；里热外蒸，迫液外泄，则见身热汗出、不恶寒反恶热等阳明外证；热盛伤气，则见身重。其中，腹满而喘，是热盛于里，阻滞气机和影响肺气肃降所致，因尚未形成腑实，故治疗只宜清泄，切禁发汗、温针和攻下。可见这里的腹满而喘只是阳明里热炽盛的表现之一，或者说是个兼证，因它在此并不决定证候性质。仲景列举它的用意，是要人不能但见腹满而喘而不进行脉证合参就盲目施以下法，实际上是借此引出下文由于误下所发生的变证。诚然，也可认为伤寒症见腹满而喘，并不都属于阳明腑实，必须与伴见脉证结合分析，才能确定其性质。

在论中也有不少以腹满为主症的。例如，"发汗后，腹胀满者，厚朴生姜半夏人参汤主之"（66 条），"伤寒吐后，腹胀满者，与调胃承气汤"（249 条），均属此种类型。但仲景同样没有忽视脉证合参，只是省去不言而已。因前者只云发汗后，腹胀满，似乎这是发汗不当，损伤脾阳，或素禀脾虚，发汗后则脾虚愈虚，从而引起脾虚不运，气滞于腹，才可能发生这一病机演变。后者则为吐之后，腹胀满，一般而论，这是因吐后津液受伤，邪热化燥成实，内聚于腹所致。实际上两者都是以方测证以及结合成因所做的分析。但在临床上不可能如此分析问题，而是以所见脉证为依据，才能做出准确的判断。如腹胀满为病在里，其脉必沉；脾虚失运，气滞于腹，脉必兼见缓象；里无实邪，苔必白腻、舌质必淡。若属里之燥热成实，腑气不通，脉必要见实象、苔必黄燥、舌质必红，且有大便不通等候。仲景不言，实际上属于一种省文方法。

此外，在论中还有腹满与其他主症并重者。例如，"伤寒下后，心烦，腹满，卧起不安者，栀子厚朴汤主之"（79 条），《金匮要略·腹满寒疝宿食病脉证治》中"按之心下满痛者，此为实，当下之，宜大柴胡汤"均属此种类型。

综上可见，上述种种腹满的辨证并没有离开脉证合参及结合舌象进行全面综合分析，只是仲景没有明言而已。至于舌象，仲景在《伤寒论》和《金匮要略》中已有"舌上胎"（即白苔带黄）、"口干舌燥"和"舌黄未下者，下之黄自去"等论述，但毕竟比较简略。后世医家则代有发展，而今已成为临床辨证时的主要方法之一。如以腹满来说，凡属邪热入里，壅阻气机，其苔多呈黄色，舌质亦红；若腑已成实，舌苔则多呈老黄或焦黄，甚至焦燥起刺，中有裂纹；若属虚属寒者，其苔多呈白滑或白腻，舌质淡，甚至胖嫩。因此，结合舌象辨证也是一个不应忽视的问题。

3.论临床辨证论治要素

辨证论治，是指导中医临床工作的基本法则，如果我们离开它去谈临床治疗经验，甚或夸大某方某药的疗效，都将失去理论指导，把人引向"经验主义"的歪路。事实证明，中医临床只有掌握了辨证论治的基本理论和各科疾病的特点，并能将这些理论熟练地运用于临床实际，才能解决好临证中的各种问题，并取得应有的治疗效果，而不致发生差误。

（1）不辨表寒表热，治疗必生差误

凡外感疾病初起，无论风寒或温热，都多有发热之候，但绝不能一见发热，就投以寒凉清泄之品。若外感风寒，则属表寒性质，法当辛温解表，表虚宜桂枝，表实用麻黄；若外感温热，则属表热性质，又当治以辛凉解表，轻者用桑菊，重者用银翘之类。如果辨证不明，必然会导致治疗错误，轻则不解，重则发生他变。陈师回忆学医初期，对此曾有过不少经验教训。

一次时值初春，气候转暖，忽又乍寒，陈师因之感冒。症见头痛，鼻流清涕，微恶风寒，发热无汗，全身酸痛不适，苔薄白舌边尖红，脉象浮数，自认为是外感风温之邪，遂拟银翘散 1 剂煎服。服后病情虽然未见加重，但反觉口苦鼻干，渴思冷饮，苔微黄。于是便误认为已由卫及气，又改拟银翘白虎汤 1 剂。刚煎服 1 次，瞬时寒战骤作，头身疼痛剧增，口淡无味，并有清水不断向上泛溢，甚感不支，此时只好求师诊治。业师诊毕问及起因，陈师只好唯唯应对，未敢说出自拟汤药煎服之事。业师处以九味羌活汤去生地、黄芩，加生姜、半夏、藁本，1 剂，服后即安。随后将经过详告于师，并询及所以然之故。他指出："春初厥阴风木行令，其气始温，人易感风温（热）是其常，但天气突然转寒，风邪又可夹寒邪为患，则属于变。若触冒风寒之时，随着天气转温，发病则很不典型，临床缺乏经验之人，往往拘于时令，忽视具体分析，容易将此病情误作风温（热）论治，由于辛凉之剂不能解散风寒，虽里有化热之象，但与风温（热）之邪由卫及气不同，此时若再投辛凉合甘寒之银翘、白虎重剂，必然冰伏其邪，清泄太过则伤胃阳，岂有不加重病情之理！幸尔年少体质壮实，未致引起大的变端，故经改投辛温解表佐以温胃降逆之剂则解，此无非是因势利导之法。所以临证凡遇外感疾病，必须注意全面分析，表寒、表热，务要审辨确切，治疗才不致发生差误。"

此次教训，使陈师获益匪浅。这些年来在临证过程中，每遇他医或自己辨证不确，误用辛凉清泄，以致风寒不得外散之候，但一经改用辛温之剂即安。由此可见，外感疾病首辨表寒表热，是相当重要的。

（2）当清当下之时，千万勿失机宜

一般来说，凡属外感疾病，伤寒多有传变，温病则热变最速，初起见症虽然各不相同，治法亦异，但伤寒入里化热，或成里实，或温邪由卫到气，或热结胃肠，都应当清则清、当下则下，千万勿失其机，否则，很易引起严重变端。尤其是温病热变之后，有时势如救焚，不可稍缓须臾，若不能当机立断，果敢用药，病多急剧发展变化，甚或陷于不救。

1947 年秋，陈师在随师临诊时，曾遇一农民王某，将小儿由 20 余里外抬来诊治。适值业师外出会诊未回，患儿又烦躁不安，难以久候，王某遂要陈师予以诊治。据诉，患儿已起病 5 日，一直发烧不退，并且体温越来越高，曾在附近求医治疗，未见效果。陈师见患儿烦扰不宁，面赤唇焦，渴欲求饮，四肢时而抽搐，诊之皮肤有汗，全身灼热，舌质红绛，苔黄燥，脉洪数。陈师据此脉证分析，系阳明气分热邪炽盛，热入心营，肝风已动，当属暑温、伏暑一类。由于陈师当时尚未亲手处治过这样严重的病例，加之又是小儿，因而顾虑重重，不敢放胆用药，以致服后未能遏制病势。次日晨又急来求师诊治，患儿不仅高热未退，而且转见神昏之象，四肢抽搐不停。业师诊后，即处以大剂犀羚白虎合止痉散加味1剂，并给安宫牛黄丸1粒，嘱立即服用1/3，余则回家随药送服。待王某将患儿送走后，业师始对陈师说："如此暑温重证，犹如救焚，杯水车薪，岂能为功！"服药后再来复诊时，病情得以稳定，并有所轻减，业师仍守原方继用，随后诸症得平，但发现患儿头后枕部已有鸡蛋大一块皮肉为热所蒸腐。后经用清热解毒、养阴益气之剂，并调治月余，始告痊愈。

又湿热疫毒下利，或小儿食滞夹热下利初起，业师常用通因通用之法，先荡涤肠中湿热疫毒积滞，然后调治，疗效颇著。陈师根据方书所载，多主香连丸、白头翁汤、葛根芩连汤之类，故不以为然。随后临证几经失败，始遵师训，果然病程大为缩短，业师常告诉我说："读书不能死于句下，尽信书则不如无书，关键在于辨证，只有谨守病机，果敢用药，才能取得应有疗效。"

由此可见，前述由于陈师当清而不敢清，险些陷于不救；后述情况又囿于常法，不敢运用通因通用之方，亦属于当下失下，以致治疗失败。此后，陈师始悟"用药如用兵"之义，贵在当机立断，所以在临床上必须辨证准确，当清则清，当下则下，千万不能犹豫不决，失去机宜。但必须在"当"字上下功夫，切忌鲁莽行事；否则，不当而误用，同样也会引起严重后果，不可不慎。

（3）必须中病即止，不可太过不及

中医治病，治寒以热，治热以寒，实证用泻，虚证用补，无非是借药物性味之偏，以矫正人体病情性质之偏，使阴阳重新归于平衡，以达治疗之目的。《素问·至真要大论》"谨察阴阳所在而调之，以平为期"就是这个道理。如果用药不及，病重药轻，犹如隔靴搔痒，不仅难以取效，而且还会使病情继续发展，甚或恶化，陈师前治暑温之失，就是一例。反之，若投药太过，亦会发生新的变端，甚或形成后遗症，故仲景有"若一服汗出病差，停后服""若一服谵语止者，更莫复服"等告诫，这显然是要人注意中病即止之义，即过汗可以亡阳，过下可以亡阴之类。所以临床用药，必须中病即止，不可太过不及，否则遗患无穷。

（4）只有胆大心细，辨治方能无差

在临床上，有的病例，往往似同而实异，或似异而实同。若辨证不确，率尔操觚，或既做判断，又犹豫不决，都会发生差误，甚或偾事。所以孙思邈《千金要方》有"剑胆琴心"之论，意即要求医者既要胆大，果断用药，又要心细，辨证准确，实际上胆大是以心细为前提的，两者有着不可分割的联系。

1951年秋，一壮年农民兰某前来就诊，症见头身疼痛甚剧，恶风畏寒，发热无汗，白苔满布，六脉浮紧。此显属太阳伤寒之候，但如此季节，为何会有此证，使人狐疑难决。经细询其故，始知患者连日来参加秋收打谷，为了避免白天烈日暴晒，于是全在夜半出工，因稻田水深盈尺，加之稻谷倒伏，到天明收工时，全身衣服已为寒水湿透，如此岂有不病太阳伤寒之理。因夹有湿邪，遂投以麻黄加术汤，服后果得汗而解。又于某年秋，陈师返乡度假，当年气候并不太热，一邻居壮年农民熊某前来求诊，见症大体与前例相同，只是全身酸重、苔白腻、脉浮紧而数，小有不同。由于陈师未加详察，便处以麻黄加术汤1剂。次晨患者家属急来告我，谓刚服1剂之后，病人甚感不适，胸中烦乱不安，要我前往诊治。往诊时见患者睡卧床上，颜面通红而目赤，全身骨节酸楚疼痛，舌苔黄腻，脉数而有力，此病为在经络之湿热痹病。由于昨日粗枝大叶，误作太阳伤寒夹湿处治，致使湿热为辛温之药鼓动，迅速化燥，热势更增，病情必然加重。立即改投吴氏中焦宣痹汤加减，始得逐步好转，并连续更方多次，经十余日治疗，方告痊愈。

由上述可见，例一由于当时小心谨慎，既详察脉证，又认真询问起病原因，真正做到了"病皆与方相应"，故服后即效。例二则未细辨其异同，将湿热痹病误作太阳伤寒夹湿处治，致使病情加重，虽及时改弦更张，病情得以好转和治愈，未发生他变，但实属粗疏之过。

（5）重病可以轻取，贵在掌握机巧

所谓"重病轻取"，就是指某些危重病人，往往运用大方大剂无效；相反，有时却可以小方小剂或轻灵之品取胜。揆其原因，无非是辨证真切，能抓住病机的主要趋向，同时采取了恰当的因势利导方法，才有此种效果。张景岳说："运一橹之木，可转万斛之舟；拨一寸之机，可发千钧之弩。"（《类经·图翼》）诚可谓生动的比喻。说明要重病轻取，必须掌握机巧。

1967 年 8 月，陈师返乡曾遇 3 岁小儿，由其母抱来求诊。见患儿面色㿠白，神情倦怠，时而作咳，全身浮肿甚剧，以指压之，随按随起，苔薄白微腻，舌质略淡。据其母代诉：患儿已病 3 个多月，初起咳嗽，服中药数剂未见效果，以后咳嗽阵阵发作，咳时有回吼声，甚至呕吐，尤以夜间咳嗽为剧。西医诊断为"百日咳"，曾注射链霉素，口服异烟肼、维生素 C 及止咳药，亦未见明显好转。随后又转中医诊治，咳嗽虽日渐减轻，但病情日趋严重，近 1 周来出现全身浮肿，不思饮食，精神甚差。言之潸然泪下，忧其儿已不可救治。观其所服中药处方，全属宣肺止咳、清热利湿一类。陈师沉思良久，始悟久咳必然伤肺，加之连续服用宣肺药物，必然致虚，清泄之药又伤脾胃。小儿本属"稚阳未足，稚阴未充，易寒易热，易实易虚"之体，治疗只以祛邪为要务，日久必然引起变端。今全身浮肿，随按随起，肯定不属实证水肿，而是由脾肺气虚，土不生金，肺气宣化无力所致。据此情况，绝非利水消肿之剂所宜，于是决定暂拟补脾益肺，佐以宣畅气机之品与服，以观进退。处方：明沙参、山药、冬瓜仁、焦谷芽、茯苓皮、白蔻壳、桑白皮、黄芪、光杏仁、百部、鲜荷梗。服后又来复诊，见其浮肿全消，形体消瘦，精神萎靡不振，于前方去茯苓皮、白蔻壳、桑白皮、杏仁等化湿畅利气机之品，易为白术、薏苡仁、泡参、茯苓、炙甘草等益气健脾。患儿迅速好转，经调理月余恢复。

陈师在多年的临床实践过程中，体会到不少病例确实可以重病轻取。陈师在执业之初，家乡曾有一老中医黄某常对其说："凡为医者，必须懂得四两拨千斤之法，若不知此，则难与言医也。"其说诚非虚语，是值得我们认真体会的。

4. 肺痿辨治

肺痿是指肺叶痿弱不用，临床以咳吐浊唾涎沫为主症的一种疾患。它多续发于其他疾病之后，肺之津气受损，日久不复，致使肺叶失于濡养，如草木之枯萎而不荣，故称为肺痿。

在《内经》中虽有论痿专篇，对五脏病变致痿做了详细论述，特别强调"肺热叶焦"为其主因，但所述见症皆属肢体经脉迟缓、手足痿软无力之候，故与肺痿一证显然有别。有关本病的记载，始见于《金匮要略》，如在《金匮要略·肺痿肺痈咳嗽上气病脉证治》中说："寸口脉数，其人咳，口中反有浊唾涎沫者……为肺痿之病。"该书之所以将肺痿的辨治和肺痈以及咳嗽上气的肺胀合为一篇论述，意在说明三者的病变部位均在肺，固有咳嗽见症，且在病机上也有一定的共同点和转化关系。如肺痿有虚热和虚寒两种情形，虚热肺痿与肺痈同为"热在上焦"，只是前者属虚，后者属实。但肺痈后期，阴虚津伤久而不复，亦可转成肺痿。又虚寒肺痿与肺胀之寒证同为"肺中冷"，但一痿一胀各不相同。若肺胀邪实气闭，郁遏化热，热聚脓溃，亦可转化为肺痈。故三者合论，对同中求异、异中求同，掌握其病变和证治规律颇有意义。

近人认为，现代医学中某些肺部慢性的、肺实质的病变，如肺不张、肺纤维化、肺硬变、矽肺等以咳唾涎沫为主症的疾病均可参照肺痿的辨治进行处理，因此研讨本病仍有其现实意义。

（1）病因病机

本病的成因，一方面是与其他肺部疾患有着密切关系，所谓"肺不伤则不痿"。如肺痈、肺痨、久嗽、哮喘等伤于肺，均可转化成肺痿。《外科正宗·肺痈论》说："久嗽劳伤，咳吐痰血，寒热往来，形体消削，咯吐瘀脓，声哑咽痛，其候转为肺痿。"以及《证治汇补·胸膈门·咳嗽》中说："久嗽肺虚，寒热往来，皮毛枯燥，声音不清，或嗽血丝，口中有浊唾涎沫，脉数而虚，为肺痿之病。"就是很好的说明。另一方面是由于其他疾病消亡津液，或误治损耗津液，从而引起肺失濡养，亦可续发肺痿。如《金匮要略·肺痿肺痈咳嗽上气病脉证治》说："肺痿之病……或从汗出，或从呕吐，或从消渴，小便利数，或从便难，又被快药下利，重亡津液，故得之。"其具体病机又可分为以下几个方面。

肺有燥热：痨嗽日久，虚热内灼，或久嗽不已，均可使肺阴消竭；或肺痈热毒熏蒸，肺阴受伤，日久不复；或消渴津液耗伤；或热病邪热伤津；或因误治（汗、吐、下等），重亡津液，都可导致阴虚生热。只是肺脏疾患直接导致肺有燥热，其他疾病或误治损耗津液，则多由胃津不能上济而致上焦生热，其结果均是引起肺燥津枯，虚热灼肺而生咳嗽之症。由于燥热日益耗阴，咳嗽不已又使肺之气阴更伤，如此循环不已，则肺阴难复，从而形成肺痿之证。但若非肺脏疾病，有的虽然津液耗损，可以生热，如不上犯灼肺，亦不致发生本病。至于何以"阴虚津伤，肺有燥热，反有浊唾涎沫咳唾而出"，这是因肺痿既成之后，肺叶痿弱不用，清肃之令不行，通调水道的功能失职，脾气上输之津液既不能正常疏布，又不能为肺所用，反被燥热熏灼煎熬而成痰唾涎沫，随肺气上逆咳嗽吐出，如此不已，肺之气液愈虚，则肺痿愈重。故本病与一般阴虚咳嗽痰少或无痰的病机迥然有别。

　　肺气虚冷：肺脏其他疾病日久不愈，如大病、久病之后，随着感邪性质和体质因素不同，亦有耗气伤阴、阳虚生寒而致肺中虚冷之变；或本属虚热肺痿，因病程日久，阴损及阳，亦可出现此种情形。由于肺气虚寒，肺叶痿弱不振，气既不能化津，又不能摄津，津液不化停蓄于肺，故频吐涎沫或多唾，此与《金匮要略·水气病脉证并治》"上焦有寒，其口多唾"同理。其涎唾性质为稀薄清冷，与虚热肺痿的浊唾涎沫黏稠者不同。一般虚寒肺痿由于上焦阳气虚，肺气上逆的反应性减弱，故咳嗽反少，甚至不见咳嗽。正如《金匮要略》所说："肺痿吐涎沫而不咳者，其人不渴，必遗尿，小便数。所以然者，以上虚不能制下故也。此为肺中冷，必眩，多涎唾。"至于不渴，乃虚寒在上焦故也；遗尿或小便频数为肺冷气沮，治节不用，上虚不能制下所致；头眩，乃清阳不得上升的反应。此即虚寒肺痿的重要病机。

　　由上述可见，肺痿有虚热、虚寒之分，发病机理各别。诚如尤在泾《金匮要略心典》所说："肺为娇脏，热则气烁，故不用而痿；冷则气沮，故亦不用而痿。"可谓深得其旨，要言不烦。

　　（2）辨证施治

　　由于本病有虚寒、虚热之分，虽然同有咳唾涎沫之症，但性质有别，见症亦各有不同。虚热肺痿多吐黏稠浊唾，并有肺津干枯、阴伤火旺见症；虚寒肺痿所吐则为稀薄清冷涎沫，而有脾气虚馁、阳衰气弱之候。故前者治宜生津润肺、清金降火，燥热之品禁用；后者治当温肺益气以摄涎唾，寒润之品又非所宜。在临床上以虚热肺痿较常见，虚寒肺痿则较少。总之本病属肺疾难症之一，在治疗过程中不能冀其速效，守法守方至关重要。喻嘉言在《医门法律》中说："大要缓而图之，生胃津，润肺燥，下逆气，开积痰，止浊唾，补真气以通肺之小管，散大热以复肺之轻肃……肺痿属于无形之气，气伤宜徐理，肺痈为实，误以肺痿治之，是为实实，肺痿为虚，误以肺痈治之，是为虚虚。此辨证用药之大略也。"可谓临证有得之言。本病临床可分两大类型，兹分述如下。

①虚热

主症：咳吐浊唾涎沫，其质较黏稠，咳声不扬，气急喘促，口干咽燥，形体消瘦，皮毛干枯，舌红而干，脉虚数。

分析：肺阴不足，虚火内炽，肺失清肃，则咳声不扬、气逆喘促；热灼津液，则成稠痰浊沫；津不上布，故口干咽燥；阴津枯竭，内不能洒陈脏腑，外不能充身泽毛，故形体消瘦、皮毛干枯；舌红而干、脉虚数，正是阴枯热灼之证。

治法：滋阴，清热，润肺。

方药：麦门冬汤（《金匮要略》）。本方重用麦门冬为主以润肺养胃，并清虚火，是为君药，故以之名汤，再得人参则益气生津之用更强；且人参、甘草、大枣、粳米共用有养胃益气、甘缓补中之效，使胃得充养而气能生津，津液充沛则虚火自敛，上逆自平，是为臣药；半夏降逆下气、止浊唾，并能祛肺不布津所生之痰，是为佐药，其性虽燥，但用量颇轻，与麦门冬为 7∶1 之配，如此既无燥津之弊，又能防止滋腻伤胃之嫌。故诸药同用能收清养肺胃、止逆下气之功。后世《温病条辨》之沙参麦门冬汤亦可用。如阴虚火热较盛者，可于前方中酌加石膏、花粉，或改用喻氏清燥救肺汤。若津伤过者，再加沙参、玉竹养其肺津；潮热者，可加银柴胡、地骨皮。虚热肺痿还可常服琼玉膏以资调理。

②虚寒

主症：吐涎沫，其质清稀量多，不咳或少咳，口不渴，头眩短气，形寒，神疲乏力，饮食减少，小便数或遗尿，舌质淡，脉虚弱。

分析：肺气虚寒，气不化津，故多吐涎沫；肺叶枯弱不振，气逆的反应性减弱，故不咳或少咳；内无虚火，故口不渴；清阳不升则头眩；肺气不足则气短；阳虚不能卫外故形寒；肺虚及脾，水谷不能化为精微，故神疲食少；上虚不能制下，膀胱失约，故小便数或遗尿；舌质淡、脉虚弱，均属气虚有寒之证。

治法：温肺益气。

方药：甘草干姜汤（《金匮要略》）加味。本方以炙甘草为君，用量倍于干姜，其味甘温能入脾补虚，有甘守津还之意；干姜辛温散寒，以温脾，且二药同用，甘辛合化，能温复阳气，使土能生金，治节有权，则水归于化而诸症可愈。故《金匮要略》有云："此肺中冷……甘草干姜汤以温之。"但一般认为于方中加人参、白术、茯苓、大枣等益气健脾之品，则疗效更佳。若阴虚血少气弱者，亦可改用炙甘草汤以益气养血滋阴，则更适合病情。

综上所述，肺痿有虚热和虚寒两种病情，前者是由阴虚内热久咳所致，以咳嗽吐浊唾、脉虚数为主要见症，治当润肺生津、清金降火；后者是因上焦阳虚，肺中虚寒所致，以吐涎沫不渴、小便数、头眩、脉虚弱为主要见症，治宜温肺益气、以摄涎唾。但虚热肺痿，如日久不愈，阴损及阳，亦可转化为虚寒肺痿。总之无论虚热或虚寒肺痿，多为其他疾病之后的继发疾患，因而治疗只宜缓图，切忌使用峻剂以祛痰涎。诚如喻嘉言《医门法律》所说："肺痿属虚，决不可用峻法，大祛涎沫以图速效，反促其速毙。"当引为本病之戒律。

5. 肺痈辨治

肺痈是因感受风热邪气或风寒郁而化热致使肺受邪热熏蒸，郁结成痈，形成脓疡的一种疾病，故称之。它以咳嗽、胸痛、发热和吐痰腥臭，甚则咳吐脓血为主要临床特征。

早在《内经》中就有专篇论述外发痈疽之候，有关篇章还有"胃脘痈"的记载，要之总由邪聚化热，血注不通，卫气归之，热盛血败肉腐而成痈脓之患。但有关肺痈的论述，则首见于《金匮要略》一书，如谓"咳而胸痛振寒，脉数，咽干不渴，时出浊唾腥臭，久吐脓如米粥者为肺痈"。后世医家在《金匮要略》的基础上续有发展，近人还提出了分期进行辨治的原则，但与《金匮要略》中有关论述仍然是一脉相承的。

根据本病的临床表现和特点，一般认为肺痈与现代医学所称的肺脓肿基本相同。他如化脓性肺炎、肺坏疽、支气管扩张感染化脓及肺结核空洞继发化脓性感染等疾病均可参照肺痈进行辨治。

（1）病因病机

肺痈的主要成因是风热外邪自口鼻侵犯于肺，或外感风寒，邪束于表，郁而化热，内舍于肺，均可使肺脏受邪热熏灼而发病。本病的发生常与机体的内在因素有密切关系，如正气内虚之人，腠理不密，卫外功能减弱，易于遭受风热之邪侵袭；若痰热素盛或平素嗜酒不节或恣食辛热厚味之人，又多湿热内蕴，痰热瘀血蓄结，在此基础上感受外邪，内外相引为患，更易发生本病。如《医宗金鉴》说："此症系肺脏蕴热，复伤风邪，郁久成痈。"张石顽亦说："或夹湿热痰涎垢腻，蒸淫肺窍，皆能致此。"

如属风热侵袭，肺卫同病，失于清解，以致热伤肺气，肺失清肃，热毒蕴结，肺络壅滞，即可郁结成痈肿，正如《金匮要略》所说："风伤皮毛，热伤血脉，风舍于肺……热之，所过血为之凝滞，蓄结痈脓。"若属风寒束于肌表，肺内郁热，热壅血瘀，肺经为之阻滞，亦可发生肺痈。《诸病源候论》中"肺痈者由风寒伤于肺，其气结聚所成也"就是指此而言。所以无论感受风热或风寒，只要引起肺热蕴结，就易灼液成痰，痰浊热邪壅滞，脉阻血瘀，以致化火为毒，血败肉腐而成脓疡。特别是有上述内因之人，感邪之后内外合邪，发展更为迅速。

由于肺中脓疡的形成有一个过程，故受邪之后，病机的演化、病情的发展先后亦有所不同。其始则风热初客，肺卫同病，邪束卫表，热伤血脉，热壅血瘀，酝酿成脓，此即《金匮要略》所说的"热伤血脉"阶段，亦即成痈期；终则血脉阻滞，血败肉腐，而成脓疡，咳吐脓血，此即"脓成"阶段，亦即溃脓期。由于病机先后演变不一，故转归亦各不相同。一般有如下几种情况：一为初期治疗及时，使邪热得以外散，不致郁结成痈；一为成痈之后治疗得当，使热清毒解，脓尽痰消，经过一段恢复期调理而愈；一是脓痰闭郁，未能排解，内溃流散，病情加剧，可形成正虚邪实的严重问题；或治疗失当，以致日久不愈，气阴受伤，邪热留恋，转为慢性，但这并非是必然转归。

（2）辨证施治

根据本病的临床表现，一般在急性阶段，无论初期、成痈期还是溃脓期，均属热实之证，治疗应以祛邪为主，只有慢性阶段才宜扶正托邪。但必须根据病机先后演变过程和不同时期分阶段进行治疗才能符合病情，进而收到预期效果。如初期为风热袭表，内壅于肺或风寒化热，内舍于肺，总宜清肺散邪；成痈期则为热毒壅肺，热壅血瘀，治疗则宜清热解毒、肃肺化瘀；溃脓期为热毒炽盛，血肉腐败，又当解毒排脓；恢复期为邪去正虚，气阴受损，又当益气养阴。若属慢性，多属正虚邪恋，治疗则宜扶正托邪。兹按各期分述如下：

①初期

主症：恶寒发热，咳嗽痰少而黏，胸痛，咳时尤甚，呼吸不利，口干鼻燥，舌苔薄黄，脉浮滑而数。

分析：肺为风热所伤，表卫受邪，正邪交争而恶寒发热；肺为热毒熏蒸，气失清肃，不得流畅，故见咳嗽、胸痛、呼吸不利等症；热灼津液，故痰少而黏；热气上蒸，则口鼻干燥；舌苔薄黄、脉浮滑而数，皆属风邪痰热之证。

治法：清肺散邪。

方药：银翘散加减。方中金银花、连翘、芦根、竹叶、甘草等疏风热、清热解毒；薄荷、荆芥、淡豆豉、牛蒡子、桔梗等以疏风宣肺。若头痛者，可加入菊花、桑叶以疏风；咳嗽痰稠不利者，可加瓜蒌皮、杏仁、浙贝母以化痰止咳；若胸痛甚者，可加郁金、桃仁、焦栀子以清热解毒、化瘀止痛；如发热甚，有汗者宜去荆芥、薄荷、淡豆豉加黄芩、鱼腥草以增强清热解毒的作用；若喘甚者，可改用麻杏石甘汤宣肺泄热平喘，并依据病情，按上法进行加减。总之，临床上一般多以银翘散、桑菊饮二方同用，灵活加减，上述只属举例。

②成痈期

主症：壮热汗出，寒战，胸闷作痛，转侧不利，咳嗽气急，咳吐脓痰，其味腥臭，口干咽燥，烦躁不安，舌苔黄腻，脉象滑数。

分析：热毒内盛，正邪交争，故见壮热寒战，此并非表不解，正如尤在泾所说："热藏于内，而外反无气，为时时振寒。"热邪迫津外泄，则见汗出；痰热壅肺，肺失清肃，故咳嗽气急；瘀热内结，肺已成痈，故吐脓痰腥臭；热毒伤于肺络，气血为之壅滞，故胸痛，甚至转侧不利；热伤血脉，阴液耗伤，故口干咽燥；热毒内炽，上扰于心，则烦躁不安；舌苔黄腻、脉象滑数，均属肺有实热、热毒蕴结之证。

治法：清热解毒，化瘀散结。

方药：千金苇茎汤加味。方中用苇茎以清肺热；薏苡仁、冬瓜仁、桃仁化浊行瘀。一般多加入金银花、连翘、鱼腥草、紫花地丁、蒲公英等以增强清热解毒的功效；若脉实有力，热盛者，可加黄连、栀子、石膏、知母等以清火泄热；热毒瘀结，痰味腥臭者，可合犀黄丸以解毒化瘀；胸闷喘满，咳吐浊痰量多，又当加入瓜蒌仁、桑白皮、葶苈子以泄肺去壅；若大便秘结，可加玄明粉、大黄、枳壳等以荡涤积热。

③溃脓期

主症：咳吐脓血，腥臭异常，胸中烦满而痛，甚则喘不能卧，身热面赤，烦渴喜饮，舌质红或绛，苔黄腻，脉滑数。

分析：热壅血瘀郁结成痈，致使血肉败坏而为脓血；痈脓内溃，随咳嗽吐出，故见腥臭脓血之痰；肺中蓄脓，肺络壅滞，气机不能流畅，失于肃降之权，故胸中烦满而痛，甚则喘不得卧；热毒内蒸，损耗肺胃之津液，故身热面赤、烦渴喜饮；舌质红或绛、舌苔黄腻、脉滑数均是热毒与痈脓内聚之证。

治法：排脓，清热，解毒。

方药：桔梗汤（《金匮要略》）合千金苇茎汤。桔梗汤本为治肺痈已成脓的主治方之一，方中桔梗、甘草合用具有祛痰排脓、清热解毒的作用。但原方适用于"久久吐脓如米粥者"，意在用此甘缓轻剂，防其更伤正气。所以肺痈溃脓期而非"久久"者，一般都嫌本方性味太轻，故必须与清肺化痰排脓的苇茎汤合用，并可于方中再选加金银花、连翘、败酱草、鱼腥草、蒲公英之类，以增强其排脓清热解毒作用。若咯血多者，加白茅根、藕节、侧柏叶；若邪热甚，心烦口渴者，加石膏、知母；若胸痛者，肺络瘀阻加丝瓜络、郁金；痰多气壅，喘不得卧加葶苈子；若兼见正虚汗出、气短乏力，可加黄芪、人参补肺益气，以助排脓之力；津伤口燥者，加沙参、麦冬、百合之类，以养阴生津。

④恢复期

主症：邪退而正气日渐恢复，身热渐退，咳嗽减轻，脓痰日少，诸症逐渐好转，神疲纳呆，舌质红，脉细数无力。

分析：经排脓解毒之后，邪气渐退，正气渐复，日渐好转，但此时多见正虚余邪未尽，痰热尚存，故仍咳嗽咯痰，而脓痰日少；气血津液耗伤未复，故见神疲纳呆；舌质红、脉细数无力亦是阴虚气弱、余邪未尽之证。

治法：润肺化痰，益气养阴。

方药：清燥救肺汤。方中人参、甘草益气和中；麦冬、胡麻仁、阿胶养阴生津润肺；石膏、杏仁、桑皮、枇杷叶清肺化痰。一般多加沙参、贝母、瓜蒌皮等品以增强养阴清肺化痰之效。若咳吐脓血虽然减少，但久延不净，心烦潮热，口燥咽干，盗汗自汗，面色不华，气短形瘦，舌质红绛，脉虚数，此乃气阴两虚，正虚邪恋之候，治宜扶正祛邪，应于补养气阴之中，佐以排脓解毒之品，可选用《景岳全书》桔梗杏仁煎或济生桔梗汤。前者长于养肺滋阴，兼清脓毒；后者除养肺滋阴之外，兼能补养气血、清化痰热。若肺痈久久不愈，时吐脓痰，气逆咳嗽，不能平卧，又当先用皂荚丸以祛除积脓浊痰，然后调理；若日久不愈，气血虚耗，余邪不尽，又当补气益血、托里排脓，可用《外科正宗》托里排脓汤之类。

综上所述，肺痈感受外邪之后，热邪舍肺，不得解散，逐步导致热毒瘀壅结，酝酿成脓之候，故从总的来讲其病理变化属热属实，治疗应以清热解毒排脓为原则。因此用药不离金银花、连翘、鱼腥草、蒲公英、紫花地丁等解毒清肺之品。诚如喻嘉言所说："凡治肺痈病，以清肺热，救肺气，俾所肺热不致焦腐，其生乃生，故清一分肺热，即有一分肺气。"实际经验有得之言。但也应分别根据不同阶段，进行辨证处理，方能切合病情。如初起痈脓未成，只是热邪舍肺，肺失清肃，尚兼有卫表症状时，治宜清肺散邪，如能抓紧这一时期，妥善治疗，就可消患于无形。《寿世保元》载可用生黄豆令患者嚼之，不觉豆之腥味者为肺痈，此可作为早期诊断本病的参考，有条件者通过透视、检验对确定诊断也是不应忽视的。若已成脓必须清热解毒、排脓散结，方能保全肺气和津液，从而得到痊愈。此时辨证需注意三点：第一，成痈期的时时振寒与壮热脉数并见，不是表未解，乃是热邪侵犯血脉，卫气与之相争于里，外无气以温煦皮毛，千万不能认为表未解，而不敢放手使用清热解毒治里之剂；第二，应注意辨别脓痰的方法，《医学入门》说："咳吐脓血腥臭，置之水中则沉。"《医灯续焰》亦说："凡人觉胸中痛，咳嗽有臭痰，吐在水中，沉者是痈脓，浮者是痰。"均有一定的参考价值；第三，由于肺与大肠互为表里，大肠的传导有助于肺热的宣通肃降，故应注意大便的通畅，使邪热有出路，正如《医门法律》说："清热必须除其壅塞，分杀其势于大肠，全浊秽脓血，日渐下移为妙。"不要在此时使用补益之品，以免助邪留寇，邪塞不去，反致喘咳胸痛诸症益甚。至于溃脓期则重在排脓和继续清解热毒，才能使脓尽毒清，逐步康复。恢复期则应一面扶正，一面清彻余邪，并注意饮食调理，应以清淡、富于营养和易消化饮食为宜。其他如病情转化的好坏，又应仔细辨识，若脓溃之后易于排出、寒热渐退、脓血由多逐渐减少、饮食有增、大便通畅为良；溃后脓血咳唾不已、排出较难、腥臭异常、常肌肤甲错、不思饮食者则不良；甚则发生音哑、张口气喘、爪甲青紫者均属肺叶腐败所致的逆候。一般老年、儿童、体弱之人及嗜酒成癖者，如患肺痈往往比较难治，必须注意"始萌可救，脓成则死"的告诫。

三、常用独特方剂及药物

（一）经验方

1. 清玉止崩汤

组成：生地 15g，归尾 10g，川芎 10g，赤芍 10g，牡丹皮 10g，黄连 10g，黄芩 12g，茯苓 10g，半夏 10g，陈皮 10g，甘草 3g，炒香附 12g，苍术（米泔水浸，炒）10g，柴胡 8g，升麻 10g。

功效：清热凉血，祛瘀生新。

主治：妇人体质肥胖，胸痞食少，心烦易怒，时近绝经年龄，而崩中不止，苔白腻或微黄，舌质红，脉象弦数，或沉缓有力。

方解：妇女崩、漏，最为大病，二者常相互转化，血崩日久，气血大衰，可变成漏；久漏不止，病势日进，亦能成崩。"崩漏之疾，本乎一证，轻者谓之漏下，甚者谓之崩中"（《济生方》）。引起崩漏的原因，过去医籍中记载以血热、血瘀、脾虚、肾虚为多，古有塞流、澄源、复旧之三大法。塞流者，是"急则治其标"法，旨在止血；澄源、复旧者，是"缓则治其本"法，澄源意在祛除病因，复旧旨在固本。

陈师得先师指点，对于将近更年期之妇女，体质肥胖壮实之阳崩证，辨为湿热作祟，用清玉止崩汤一方，屡有效验。

妇人年近经绝之时，血海已虚，血属阴类，虚则易于生热，加上素体肥胖，脾湿常重，乘虚下流，与热相合，逼血下行，而成崩中不止之候。这种病情，若用通套诸法，实难获效。故清玉止崩汤乃针对病机而设，经长期运用，收效颇佳。由于离经之血难以尽去，与湿热相合，瘀阻胞宫，故方中应用生地、牡丹皮、归尾、川芎、赤芍清热凉血、祛瘀生新；黄连、黄芩清热燥湿、坚阴止血；茯苓、半夏、陈皮、苍术、香附、甘草燥湿化痰、和胃理气；柴胡、升麻升提清气，且柴胡与半夏、黄芩、甘草相伍，寓小柴胡汤之义，有调整枢机之用。诸药相配为方，具有清热凉血、祛瘀生新、燥湿坚阴、调和升降、理气化湿之功，以收不止血而血崩自止之效。

2. 鸡血藤汤

组成：鸡血藤 30g，秦艽 30g，炒桑枝 30g，海风藤 30g，络石藤 30g，伸筋草 30g，丝瓜络 15g，忍冬藤 30g，甘草 5g。

功效：养血祛风，除湿宣痹，通络止痛。

主治：血虚风湿痹痛。

方解：鸡血藤味苦微甘，性温，入肝、肾二经，能补血行血、舒通经络。现代药理研究，本品有抗炎作用，对大鼠甲醛性关节炎有显著疗效，故以之为主药；秦艽苦辛，微寒，入胃、肝、胆经，能祛风湿、通经络、止痹痛，其质地滋润，为"风药中之润剂"，血虚风湿痹痛尤宜；桑枝苦辛，入肝经，能祛风活络、通利关节，治筋骨酸痛、四肢麻木，故以两药为辅；海风藤、络石藤、忍冬藤、伸筋草、丝瓜络，虽性味有辛苦微温或微寒、甘寒之别，但合而用之则性近于平，而祛湿、通络活络、宣痹止痛、解除筋脉拘挛的功用更强，故以之为佐；甘草甘平，调和诸药，使之并行不悖。如此配伍，既不偏寒，也不偏热，故能共奏养血祛风、除湿宣痹、通络止痛、解除筋脉拘挛之功。

一般病位偏上者，可加防风、川芎；腰痛者加独活、威灵仙；病位偏下者加牛膝、木瓜；湿偏重者加薏苡仁；关节肿胀者加松节之类。

3. 复肝散

组成：鸡血藤膏 80g，白芍 80g，醋鳖甲 100g，丹参 80g，茯苓 80g，焦白术 80g，人参 30g，茵陈蒿 80～100g，郁金 60g，砂仁 30g，谷芽、麦芽各 40g，鸡内金 30g，焦山楂 40g，青皮 30g，大枣（去核）100g，制香附 40g，炙甘草 30g。

用法：上药烘干，研为细末，备用。日服 3 次，每次 10～12g，服时加适量白糖，餐前白开水送下。不习惯服散者，可做蜜丸服。上药 1 剂为 1 个疗程，儿童酌减。

功效：养血柔肝，益气健脾，疏肝理气，软坚散结。

主治：久患肝病，肋下有积块之慢性肝炎、迁延性肝炎或有早期肝硬化趋势者。

方解：肝为藏血之脏，性条达而主疏泄，体阴而用阳。邪毒侵及于肝，日久不愈，肝失条达，气机郁滞，阴血暗耗，其气横逆，侮脾犯胃，故慢性肝炎及迁延型肝炎多呈肝郁血虚，脾失健运，邪结成积的病机。方用鸡血藤膏、白芍、丹参以养血柔肝、活血通络；人参、白术、茯苓、大枣、炙甘草益气健脾，使血之生化有源；砂仁、谷麦芽、焦山楂、鸡内金健脾消食化积，以助脾之运化；青皮、香附、郁金疏肝理气、活血止痛；鳖甲活血软坚散结，且丹参与之相配，则作用更强；茵陈清利湿热，以清肝之余邪；其中麦芽兼有疏肝作用；甘草又能调和诸药。如是配伍则能共奏养血柔肝、益气健脾、疏肝理气、软坚散结之功。

加减运用：肝阴虚者，去砂仁、香附，加生地、枸杞子，人参宜用白晒参；经常便溏者，可减去焦山楂、香附，加薏苡仁、扁豆；肝硬化趋势较著者，加水蛭、莪术；肝区疼痛较著者，加核桃树枝。

（二）常用专药

1. 核桃树枝、山慈菇

肿瘤的治疗，目前西医常用化疗和放疗，虽然针对性很强，但对全身的毒性和副作用却无法解决，因此不少病人不能继续治疗。陈师以辨病为核心的辨证论治，既注意针对局部肿瘤的抗癌解毒，又兼顾全身整体情况补益扶正。在常用抗癌药物白花蛇舌草、半枝莲等基础上，又筛选出针对性较强的核桃树枝、山慈菇，用于局部的抗肿瘤治疗；另外，根据患者整体情况选用八珍、归脾、十全大补、参苓白术散等辨证论治。陈师以此治疗一些鼻咽癌、直肠癌、乳腺癌等患者，有效地控制了临床症状，大部分患者可同时接受放疗、化疗且能够坚持，经诊治后不少人都恢复了工作。

（1）鼻咽癌

张某，男，44岁。1991年9月11日初诊。患左侧鼻咽癌3月余，接受西医放疗。刻诊：左侧鼻咽部疼痛，鼻中溃疡，左侧耳鸣、耳胀、耳聋，头皮紧，口干，唾液少，舌及阴囊部有溃疡，纳呆，时腹泻，舌淡红，白腻苔，脉细软。陈师认为此属正虚邪恋，毒邪凝滞，先以健脾益气，佐以解毒为法，方选参苓白术散加减。

处方：党参30g，白术12g，扁豆12g，薏苡仁20g，茯苓12g，莲子15g，佩兰12g，谷芽15g，麦芽15g，土茯苓30g，鸡血藤30g，核桃树枝30g，白花蛇舌草30g，山慈菇6g，大枣12g，山药12g，炙甘草3g。

以上方为主，服用2周余，患者纳食增加，大便可，日1次，精神好，余症仍同前，舌淡红，白黄腻苔，脉细稍弦。正气已复，以攻邪为主，法宜清热解毒、除湿抗癌。

处方：忍冬藤30g，连翘12g，土茯苓30g，薏苡仁30g，冬瓜仁15g，夏枯草30g，白花蛇舌草30g，桔梗12g，野菊花12g，白芷12g，花粉12g，浙贝母12g，谷芽15g，麦芽15g，半枝莲30g，核桃树枝30g，山慈菇6g，甘草3g。

以上方为主，服用月余，鼻咽疼痛消失，溃疡愈合，耳鸣消失，听力恢复。仍有头皮胀紧、唾液少，此为接受放疗的反应。

以上述两方为主治疗此病人，正气虚时用补益为先，正虚纠正后即以攻邪为主，病人先后共治疗3月余，各种症状消失，同时完成西医放疗，全身情况良好，恢复工作。追访2年余，一切正常。

（2）直肠癌

高某，女，47岁。1993年3月19日初诊。直肠癌术后，接受西医化疗，第一期化疗结束后，查白细胞2.1×10^9/L，头昏，乏力，精神困顿，头发脱落，手指麻木，纳差，大便溏泄，舌淡红，薄白苔，脉沉细。患者未敢接受第二期化疗，找中医治疗。陈师辨证为脾虚失运，气血不足，余毒未尽。治宜健脾和胃、补益气血，兼以解毒抑癌，方以归脾汤加减化裁。

处方：党参30g，白术12g，茯苓15g，黄芪40g，鸡血藤30g，扁豆12g，薏苡仁 30g，怀山药 20g，大枣 15g，鸡矢藤 30g，糯米草根 30g，莲子 15g，白花蛇舌草 30g，半枝莲 30g，核桃树枝 30g，山慈菇 6g，炙甘草 5g。

以上方为主服用 2 周后，症状消除，查白细胞：$4.5 \times 10^9/L$，患者信心大增，接受第二期西医化疗，化疗后又出现上述症状，白细胞急剧下降，仍以上方为主治疗，很快控制症状，白细胞上升。在上述方法的基础上同时接受西医治疗，病人完成了第三、四期化疗，继续服中药半年余，各种症状消除，身体状况良好，已恢复工作，随访半年余，情况正常。

按：核桃树枝为胡桃科植物胡桃的嫩枝，性温，味甘，含有胡桃醌、氢化胡桃醌 - β - 葡萄糖苷、鞣质、没食子酸等。体外筛选对肿瘤细胞有抑制作用，动物体内筛选对肿瘤亦有抑制作用。"对肿瘤能改善症状、增进食欲、镇痛补血"。民间常以鲜核桃树枝煎煮鸡蛋食用，用于各种癌症的治疗。多年来根据陈师诊治的各型癌症病人来看，用药后确能改善症状、增强体质、减轻疼痛、增加食欲等。对部分肿瘤能起到缓解或抑制作用，如配合放疗或化疗比单独使用效果好，加大剂量，可提高疗效。山慈菇为百合科植物山慈菇的鳞茎，性甘，微辛，微温，有毒。功能清热解毒、消痈散结、抗癌。含有秋水仙碱、异秋水仙碱、角秋水仙碱，β - 光秋水仙碱，N - 甲酰 - N - 去乙酰秋水仙碱。其抗肿瘤作用机理在于它们是特异性的细胞有丝分裂中期（M 期）阻滞剂（抑制细胞分裂，并停止在中期）。秋水仙碱对正常增殖的细胞和肿瘤细胞皆具有拟辐射作用，可减少进入有丝分裂的细胞数。陈师选用上述两种抗癌药物，针对性强，能缓解和抑制癌毒，结合整体辨证论治，又能有效地抑制放、化疗的毒副作用，提高机体免疫力，这种方法对目前中西医结合治疗癌症有着积极的意义，这是值得认真研究的。

再如，治疗肾炎、肾病综合征，在辨证论治的基础上加用八月札、蛇倒退，功能利尿消肿，消除尿蛋白；治疗泌尿系感染疾患，如膀胱炎、尿道炎等，常适当加用红藤、忍冬藤，能快速控制症状。诸如配伍黄连止痢、麻黄平喘、青藤香止胃痛、白鸡冠花止带等，皆为陈师结合辨病论治的常选药物。

2. 地牯牛

骨质增生是中老年人的一种常见的骨关节病症，又称为骨刺，是骨质退行性变所致，属于中医学骨痹范畴。至今西医对本病尚无有效疗法，中医常用针灸、按摩、药物外敷和内服等，虽有一定疗效，但有的亦不够理想。陈师据其临床表现和传统中医理论认为，本病主要关系着肝、肾两脏，"骨为干，脉为营，筋为刚，肉为墙"（《灵枢·经脉》）。骨为肾所主，骨端为节，节与节相交称关。筋附于骨节，即关节结构的组织，如滑膜、韧带等为肝所主。肾主骨生髓，肾气衰，故发生骨枯髓减；肝主筋，又为罢极之本，肝气衰则疲乏无力，甚至筋不能动。人体随着年龄增长和机体衰老，气血不足，"五脏皆衰，筋骨懈惰"，故骨、筋均发生退行性改变，导致骨质增生。所以，本病当以滋补肝肾、强筋壮骨、温通经络、活血化瘀、消癥散结为法。然而一般方法疗效并不显著，陈师通过多年临证经验，以辨证论治为法，并结合专药治疗。

专药首选地牯牛。地牯牛为蚁蛉科昆虫蚁蛉蛉的幼虫。因其背有刺，能倒行，又名"倒行狗子"，性好睡，亦称为"睡虫"。地牯牛幼虫常居于岩穴、屋檐下、干燥的砂地上，穴如营盆状，幼虫潜伏于穴底，待小昆虫堕入穴中，即行捕食。堕入之昆虫，以蚁为多，故又有"蚁狮"之称。地牯牛，辛咸，性温，有毒。功能消癥散结，善"治癥块、疝母""退竹木刺及铁砂入肉"（《四川中药志》）。陈师取类比象将其运用于骨刺治疗，疗效显著，能消骨刺，改善骨关节病变。捉活地牯牛放入酒中醉死，入药，为必用之品。同时根据患者整体情况辨证论治，常同时配伍熟地、川续断、杜仲、枸杞子、怀牛膝、桑寄生等，以滋补肝肾、强筋壮骨；加用海马补肾助阳、消癥散结，与地牯牛合用，加强消骨刺、化瘀散结的功效，改善骨质病变；以鸡血藤、红花、川芎、当归、土鳖等活血化瘀、通行经络，改善病变部位的血液循环；配伍自然铜，入血行血，有散瘀止痛的功效；以细辛、秦艽、伸筋草、丝瓜络等祛风除湿、舒筋活络；以酒为溶媒，温通经络，直达病所，更胜一筹。

常用药酒方：地牯牛 300 个，熟地 40g，川续断 40g，杜仲 50g，北细辛 30g，枸杞子 50g，怀牛膝 30g，桑寄生 40g，红花 30g，鸡血藤 40g，伸筋草 30g，秦艽 30g，川芎 30g，当归 30g，丝瓜络 30g，木香 30g，海马 15g，自然铜（煅、醋淬）15g，土鳖 20g，甘草 10g。将上药装入瓦罐或大瓶中，用白酒浸泡，白酒用量 1500～2500mL。浸泡 1 周后服用，每日服 2 次，每次服 15～20mL。若不能饮酒者，改做丸剂，即将上药研为细末，炼蜜为丸，每丸重 10g，日服 3 次，每次服 1 丸。

刘某，女，54 岁。1992 年 3 月 18 日初诊。腰痛半年余，不能久坐，行动困难。病人有胆囊炎、胆结石病史。刻诊：腰痛不能转侧，活动受限，行动不便，舌红，薄苔，脉沉细。经成都某医院放射科拍片检查，诊断为腰椎 4 ~ 5 骨质增生。经选用中西医药并针灸、理疗，效果欠佳。陈师诊为骨痹，治宜滋补肝肾、强筋壮骨、温通经络、活血化瘀、消癥散结、消骨刺。

处方一：地牯牛 300 个，熟地 40g，川续断 40g，杜仲 50g，白术 50g，狗脊 40g，怀牛膝 30g，桑寄生 40g，藏红花 10g，伸筋草 40g，秦艽 30g，川芎 30g，当归 30g，丹参 50g，桂枝 50g，海马 15g，土鳖 20g，自然铜（煅，醋淬）15g，甘草 10g。

将上药浸泡白酒中，酒用量 1.5 ~ 2.5L，浸泡 1 周后服用，每日服 2 次，每次服 15 ~ 20mL。1 料药为 1 个疗程。

处方二：白芍 30g，甘草 5g，金钱草 50g，鸡内金 15g。胆囊区痛时煎水服用。

服药酒 1 料后，功能恢复，X 线复查：骨质增生缩小。随访年余，腰痛未复发。

按：骨质增生是一种老年性骨关节退行性病变。本病的病理机制主要是局部机械性压迫和周围组织的阳性刺激性炎症改变，故治疗应以局部为主，兼顾整体。陈师治疗本病注重以局部病变为核心的辨证论治，以地牯牛为专药，重在消骨刺解除局部压迫，辨证论治旨在兼顾全身整体情况，组方合理，构思巧妙，选药精良，确为骨质增生的有效方。治疗须注意，首先要有耐心，骨质增生是一种慢性病，不能求速效，欲速则不达，本方以酒、丸为剂，取效缓，但疗效确切。其次，治疗中可以根据患者的体质、病情，辨证加减药物，实证以祛邪为主，虚证以扶正为先。

3. 灯盏细辛

临床上常以灯盏细辛为专药治疗高血压脑溢血、脑血栓形成、脑栓塞等后遗症。灯盏细辛，又名地顶草、灯盏花，主产于云南，辛、微温，民间常将其研末蒸蛋服用，治疗小儿麻痹后遗症及脑炎后遗症瘫痪，功能活血舒筋、蠲痹通络。

陈师选用其为专药，并将之结合于辨证论治中，用于中风后遗症，有显著疗效。

刘某，男，54岁。1991年9月20日初诊。4个月前脑血栓形成，造成偏瘫，住成都军区某医院3月余，经西医治疗脱离危险，症状缓解，出院后以中医治疗。1991年5月6日在成都军区某医院做CT检查（20508号），示：右侧脑室体部外侧密度减低区，提示脑梗死（多发性脑梗死）。刻诊：左半身行动不便，肢体麻木，肢软无力，左上肢上举困难，左手握力差，头昏，耳鸣，口苦，阵发头痛，舌嫩红，苔白黄腻，脉弦。陈师诊为中经络，证属肝阳上扰，气血瘀滞，脉络瘀阻。治以平肝潜阳、活血通络。药选灯盏细辛为主药，结合辨证论治。

处方：灯盏细辛10g，明天麻12g，钩藤30g，丹参30g，川芎10g，川牛膝30g，红花12g，谷芽15g，麦芽15g，茯苓12g，法半夏12g，陈皮10g，蜈蚣3条，丝瓜络12g，伸筋草30g，鸡血藤30g，炮山甲6g，薏苡仁20g，甘草5g。

服上方出入共半年余，患者基本功能恢复，行走、握力、臂上举均接近正常，又经成都某医院CT复查，示：大脑中线结构无移位，脑室系统无异常，右侧基底节区见小片状低密度梗死灶。与1991年5月6日所拍CT对比，梗死灶边界较为清晰，范围较局限。随后恢复工作，至今情况良好。

按：灯盏细辛为治疗各种原因造成肢体偏瘫不用的有效药物，性温味辛，辛香走窜，通透力大，功能蠲痹通络、舒筋活血，对肢体功能恢复有明显作用，陈师将之作为偏瘫治疗的专药，并结合于辨证论治之中。气虚者常配用补阳还五汤、黄芪桂枝五物汤；肝阳上亢者，配用天麻钩藤饮、羚羊钩藤汤；肝肾阴虚者，配用左归饮、杞菊地黄丸等；气滞血瘀明显者，合用血府逐瘀汤、桃红四物汤等。并常根据病情酌情加入祛风通络、活血化瘀之虫类药，如干地龙、蜈蚣、全蝎、穿山甲、乌梢蛇、白花蛇、水蛭、虻虫等。陈师认为，中风后遗症治疗越早恢复越好，3个月之内最容易恢复，病程超过半年者，功能恢复慢，且疗效差，治疗时间亦长，因此抓住时机及早施治亦是本病治疗的重要环节。

4. 白胡椒

白胡椒，又名白川。辛，热，不但入药，而且是佐食佳品。功能温中、下气、消痰、解毒。陈师善用白胡椒救急，临证之际，每每告诫弟子，白胡椒不可小看，用之得当，可以救命。陈师善用白胡椒救治虚寒性疾患，凡胃冷呃逆，宿食不消，或霍乱气逆，心腹冷痛，或大肠虚寒，完谷不化，或寒痰积冷，四肢如冰等，每用白胡椒救急，屡有效验。

除此之外，陈师运用白胡椒治疗睾丸炎别有心得。睾丸炎是男子常见的一种病症，可由多种原因引起，属中医疝痛范畴。陈师认为，睾丸隶属于足厥阴肝经，寒湿客侵，冰伏其中，是导致睾丸肿痛的常见原因，诚如张景岳所云："必因先受寒湿或犯生冷，以邪聚阴分，此其肇端之始，则未有不因寒湿而致然者。"（《景岳全书》）因此，陈师运用白胡椒辛温之性，温经散寒、行气散结，治疗睾丸炎，每有佳效。

治疗方法：白胡椒（以患者年龄计量，1岁1粒），大枣适量（去核），捣研如泥，外敷患处。

患者范某，男，46岁。右侧睾丸肿大4天就诊。查：右侧睾丸肿大如鸭蛋，质稍硬，疼痛，舌红薄腻苔，脉弦。

治疗方法：白胡椒46粒，大枣（去核）50g，捣研如泥，外敷患处。换药3次，肿痛消除，病告痊愈。

陈师以此方治愈不少睾丸炎患者，方虽简单，但疗效确切。另外，外敷药的同时，亦可配合内服温经散寒、活血通络、行气利湿之品以加强疗效。

5. 牛马藤

以牛马藤为专药，结合辨证论治，治疗帕金森病和舞蹈病。牛马藤又名油麻藤、藜豆藤，分布于四川、云南、贵州等地，四川主产于邛崃火井。甘温，无毒，具有行血补血、通经活络之功，一般将其用于风湿疼痛、四肢麻木、贫血、月经不调等。陈师考证牛马藤含有左旋多巴成分，对震颤麻痹等不随意运动者，具有活血通络、息风止痉之功，因此独辟蹊径地运用于治疗帕金森病和舞蹈病，且疗效肯定。

6. 甘遂

陈师治疗腹水病人，施仲景之法，不泥其方，尤有妙意。肝硬化合并腹水，属于中医学鼓胀范畴，以腹部胀大如鼓、皮色苍黄，甚则青筋暴露为特征，病属正虚邪实。治疗一般多根据邪正盛衰的情况，分不同证候，或以扶正为主，或以祛邪为主，或攻补兼施治疗。陈师治疗此类疾病，别有慧心，他根据临床运用

《伤寒论》十枣汤治疗腹水的体会，细心揣摩探索，加以变化，改峻攻为缓下，安全可靠，不失为治疗腹水的巧妙之法。

治疗方法：甘遂 10g，大枣 30～50 枚。加水同煎 20～30 分钟，去甘遂及药汁，只留用大枣。治疗时要求患者一次食用大枣 10 枚，若已泻下，则不再加服；若未泻下，加服 1 枚，仍未泻下，再加 1 枚，逐渐递增，以泻为度。本方特点，有效稳妥，安全可靠。

治疗腹水，甘遂为其要药，性味苦、寒，功能泻水饮、破积聚、通二便。但其泻下峻猛，有毒，应用时必须慎之又慎，诚如《别录》之言："脾肾虚寒，以致水道不利诸症，误用此药，实为鸩毒。"《本草经疏》亦言："必察病属湿热，有饮有水，而元气尚壮之人，乃可一施耳，不然祸不旋踵矣。"鼓胀大多为本虚标实之证，不堪峻猛攻下，甘遂虽为治水鼓要药，但又不敢轻易施用。则以甘遂水煎煮大枣，既不失甘遂攻下泻水之功，又避其峻猛有毒之性，加之大枣甘缓补中，变峻下为缓攻，扶正祛邪，一举两得。应用本方应注意两点：一是腹水消退后，需再随证施治，尤其注意扶正补虚；二是对体质虚衰，身体不支者，仍当慎用。

学术思想

川派中医药名家系列丛书

陈治恒

一、法尊仲景，师古不泥，融会贯通

在长期的教学、临床、科研工作中，陈师对《伤寒论》的研究造诣较深。其学术思想一面秉承邓绍先先生治伤寒首在明理和重在六经气化之说，一面坚持论六经气化不能离形言气，讲伤寒务要理用结合，认为任何理论都必须落实到临床应用上才有意义。为了明伤寒之理，他精究经旨，穷源溯流，疏发论中本义，揭示六经实质；在经方的应用中，倡导经方有正用、借用、变用，尤其强调要师古不泥，灵活应用经方。

（一）穷源溯流，疏发本义

陈师认为，要研究《伤寒论》，首先必须明确它的研究对象——伤寒的本义。他认为《伤寒论》源于《内经》，却高于《内经》。仲景在继承中扬长弃短，引申其义，重在发展。正如《医宗金鉴》云："《伤寒论》，后汉张机所著，发明《内经》奥旨者也，并不引古医经一语，皆出心裁，理无不赅，法无不备。"伤寒一词，古今含义各别。参考《内经》中，伤寒一词大致有两方面含义：一是指感受寒邪引起发热的疾病，如《素问·热论》云："人之伤于寒也，则为病热。""今夫热病者，皆伤寒之类也。"后世称此为"即病之伤寒"。一是指冬时感寒，不即时发病，由于寒邪影响闭藏之令，郁遏阳气，日久蕴酿成热，暗耗阴液，使机体先已失调，及至春令阳气升发之时，伏热随之由里达表，或为新感引发，则为温病，或至夏日，随阳气向外发泄，更易病暑，此即"冬伤于寒，春必病温"（《素问·阴阳应象大论》），"凡病伤寒而成温者，先夏至日者为病温，后夏至日者为病暑"（《素问·热论》）之义，后世称此为"不即病之伤寒"。《内经》中虽然也有感受风、暑、燥、湿和疫疠之邪为病，但它们并不属于上述两种伤寒的范围。仲景沿用其伤寒概念，加以引申和扩展，使伤寒为多种外感疾病的总称。因此，《伤寒论》在太阳病篇中有中风、伤寒、温病、风湿；在《金匮要略》中有痉、湿、暍等辨治内容。可见"伤寒"之义包括的范围广，变化也大，即后世所称的广义伤寒。唐代孙思邈在《千金要方》中引《小品》之说，谓："伤寒雅士之词，云天行温疫，是田舍间号耳。"王焘《外台秘要》除仍主伤寒为"天行"之说外，还提出"凡外邪之伤人，尽呼为伤寒"诸说，皆认为《伤寒论》是引申扩展的广义伤寒。陈师因此得出结论，认为《伤寒论》是根据《难经》"伤寒有五"之说立论的。

此外，仲景以伤寒名书，也表明他研究外感疾病是以风寒之邪立论，一方面引申出风寒之邪伤阳，法重辛温之理，克服《内经·热论》中"但有表里之实热，并无表里之虚寒……但有可汗可泄之法，并无可温可补之例"（《伤寒论翼》），纠正其偏；另一方面，详于寒略于温者，除与当时特定的历史环境有密切关系外，还有举一反三、由博返约、执简驭繁之义。例如，论中只有第6条阐述了温病初起的不同特点和误治变证，其后论中似乎未明言阐释温病之理法方药，但认真研究《伤寒论》后，才知晓仲景举风寒为纲，确属匠心独运。因为风寒之邪为患有其特殊性和代表性，它既可以从寒伤阳，或停水停湿；又可化热入里，或化燥化火，因而暑、热、燥、火之邪为患在其病理变化过程中与之有共通之处。例如，暑邪易伤津耗气，这一病理与风寒化热入里、热炽气分津伤之候基本相同。事实上，《伤寒论》在详细阐述风寒致病的整个过程中，已寓六淫致病的病理于其中，虽然六淫致病来历不同，在病理上却表现殊途同归。因此，尽管论中仲景没有明言温病的治法，但实际上已将之寓于六经辨证论治之中。换言之，风寒化热入里的各种辨治方法，亦可用于温病，两者是相通的。如论中的栀子豉汤、麻杏石甘汤、葛根芩连汤、黄芩汤、白虎汤、竹叶石膏汤、三承气汤、黄连阿胶汤……都是治疗温病的常用方。

同理，伤寒与杂病的关系亦与之相似。伤寒的传变以六经为规律，杂病的传变以五行乘侮为规律。伤寒之变证（指不循一般规律的传变，难以用六经称其名者），其变传入具体脏腑之后，则与杂病相通，其表现的病理机制以及治疗方法均是相通的，亦表现为殊途同归，故有"伤寒钤百病"之说。明乎于此，则不难理解伤寒方可以治疗杂病的缘由。

因此，陈师盛赞伤寒方，有"明一气之病，则能明六气之病；明六气之病，则能明六气杂合之病"之说。明确研究对象，弄清《伤寒论》的本义，才能揭示《伤寒论》的真谛。

（二）探赜索隐，揭示六经

陈师对《伤寒论》三阴三阳进行了细致的探讨，他认为六经是辨证纲领，对之必须深入研究，借以弄清六经源流及实质，才能窥见原书旨意，在应用中才能把握六经辨治规律，得心应手。

"六经"一词，肇始于《内经》，如《素问·阴阳应象大论》云："六经为川，肠胃为海。"《灵枢·刺节真邪》云："六经调者，谓之不病，虽病谓之自已也。"皆指经脉，人体十二经脉，合手足言之，则为三阴三阳。仲景《伤寒论》中并无"六经"字样，最先使用"六经"二字统括伤寒、热病的是晋人皇甫谧，以后宋代朱肱、金代成无己等在他们研究《伤寒论》的著作中相继使用了"六经"一词，实际上是概指太阳、阳明、少阳、太阴、少阴、厥阴而言。

仲景三阴三阳理论本源于《内经》，参考《内经》中运用三阴三阳之理，有如下四方面：一为热病之三阴三阳，见于《素问·热论》；一为经络之三阴三阳，多见于《灵枢·经脉》；一为气化之三阴三阳，见于《内经》"七篇大论"；一为论述三阴三阳离合、开合枢关系，见于《素问·阴阳离合论》《素问·阴阳别论》。仲景《伤寒论》六经的理论，实际上是吸收综合了《内经》有关三阴三阳理论体系的精华，并以临床实用为目的，进行了改造、发展、提高，而自成一体。

仲景六经理论，吸收了《灵枢·经脉》分经论治理论的合理部分，发展了《内经》标、本、中气学说和开、合、枢等阴阳离合理论，吸收了《素问·热论》有关外感热病的阶段性及由表入里的传变规律等理论，摒弃了传变周而复始、固定不移的谬说，由原来简单的热、实证和汗、泄二法，发展为寓八纲八法和具体的方药、针灸治疗赅备的、全面系统的六经体系，发展充实了六经理论。因此，《伤寒论》的六经是继承《内经》三阴三阳理论，以经络、脏腑及其气化为基础建立的。

《伤寒论》的六经，其实质是概括了人体脏腑、经络以及阴阳气血等多层次、多方面内容的特殊综合概念，它既概括了脏腑、经络、气血等的正常生理机能活动，又反映了它们的病理变化，并根据人体抗病力的强弱、病因病性、病势进退缓急等因素，将外感疾病发生演变过程中所表现的各种证候进行分析、综合、归纳，从而确定病变的部位、证候特点、损及何脏何腑、寒热趋向、邪正消长以及立法处方等问题。因此，六经辨证既包括疾病病位所在的经络脏腑，又概括了阴阳表里寒热虚实等不同的疾病性质，以及由病位、病性决定的治疗大纲大法，使六经理论自成体系，而成为具有普遍指导意义的辨证纲领和论治准则。因此，无论外感还是杂病，都可按照六经证治方法，察其症状、体征，审定病位、病性，确定治法、方药。仲景之后的各种辨证论治方法都是在六经证治的基础上发展起来的。

（三）精研经旨，掘幽发微

仲景方具有很高的临床实用价值，历来备受推崇，并将之尊为经方。陈师研习经方半个多世纪，见解精深，掘幽发微。在如何运用仲景方的问题上，他提出如下观点。

首先，明理是前提，关键在辨证。众所周知，仲景所撰的《伤寒杂病论》（即今之《伤寒论》和《金匮要略》）并非一般方书，而是一部理论密切联系实际的医学巨著。他在书中以六经论伤寒，以脏腑论杂病，三因类病因，辨证寓八纲，治则创八法，用法系诸方，将脉、因、证、治融为一体，理、法、方药一线贯穿，从而构成一个以辨证论治为核心的诊疗体系。这个体系能使人"见病知源"，于临床具有重要的指导作用。因此，要运用仲景之方，若不明仲景书中之理，那就必然会失去理论指导。

但明理并非目的，而是要将之落实到临证运用上才有价值，故仲景在论中一再强调"平脉辨证""辨某病脉证并治""观其脉证，知犯何逆，随证治之"。此"证"并非指单一症状，而是由某些彼此发生相互联系的症状、体征构成的，它是疾病某一阶段病理状态的综合反映，并可据此做出诊断和治疗。所以"证"是一个非常特殊且很有价值的概念。证本包括脉象，仲景将之并列，意在强调脉证合参；由于证型多而复杂，且具有阶段性和可变性，为了同中求异，异中求同，故仲景对证立足于"辨"。因此，只有辨证准确，方能施治不误。所以，辨证是运用仲景方的一个关键。

其二，方证须相应，要在握病机。方是针对证而设，故不同的证要用不同的方，所谓"有是证，用是方"，即指此而言。又同一个证，只要出现的或然证不同，所用之方亦须加减。为此，仲景论中有"病皆与方相应者，乃服之"的提示。可见只有"方证相应"才能切中病情，故前贤称仲景之方为"对证真方"。可见方证相应是运用仲景方的一条基本原则，同时在临床中还具有普遍的指导意义。

为了说明方证的内在联系，有人将之归纳为"凭证立法，以法系方"，或"法本证立，方从法出"。陈师指出，其实证是表象，它的后面隐藏着病机，病机包含因、位、性、势四个要素，这才是证的实质。所谓"凭证立法（或法本证立）"，实际上是据病机立法；"以法系方（或方从法出）"，实际上是在据病机立法的基础上所进行的选药制方，这正是仲景能够做到方证相应的一个重要原因。例如，太阳中风的病机是风邪外袭、卫强营弱。治法是解肌祛风、调和营卫。所用之方为桂枝汤，该方无论是从药物的选择、用量、配合关系及其煎服方法等方面，可以说无一不是与之相应的。

由于仲景在著论时是明写方证，暗寓病机、立法、制方之理于其中，只要能抓住这一内在联系，临证时对仲景之方既能运用自如，又可触类旁通。

其三，经方有三用，妙从借变生。陈师认为，经方有三用：正用、借用和变用。正用是其常，借、变是其变，学习和应用经方一定要知常达变。如以桂枝汤为例，它本是针对太阳中风证而设，以之治疗太阳中风属于正用，自不待言。但它的运用范围并不局限于此，凡太阳病发汗、吐、下后之外证未解，病常自汗出及病人脉无他病之时发热，自汗出而不愈；阳明病之脉迟、汗出多、微恶寒者；太阴病之脉浮；厥阴病下利腹胀满、身体疼痛，先用四逆汤温里后之攻表；霍乱吐利止之身痛不休；妇人妊娠得平脉，阴脉小弱，其人渴、不能食、无寒热等，亦用桂枝汤治疗，此则属于借用范围。又在论中以桂枝汤加减，或与他方合用所组成变方更多，则属于变用范围。再如小柴胡汤除正用于少阳证外，其借用范围之广和变用方剂之多，也与桂枝汤不相上下，兹不一一列举。

总之，正用是其常，借用是其变，变用则属变中之变，是非常灵活的。在临床上若以仲景之法为规范，本此加以推求，则可妙从中生，变化无穷。

其四，用量重比例，煎服宜遵循。一般说来，经方使用药味少，用量自然要重，这是事实。但要重到什么程度，还须从古今度量衡的变化加以观察。据有的学者研究，东汉时的一两约合今之 16g，一升约合 200mL，一方寸匕合 6 ~ 9g，一钱匕则为方寸匕之半量。其他用枚或长度计者，经相对计量，与前者一样，其用量均较后世为重。陈师曾据此标准使用桂枝汤，虽无不良反应，但减量行之亦有效果。再从煎服方法看，仲景方大都采取一次煎成，分次服用，后世则是通过多次煎煮，再分次服用，显然多次煎煮与一次煎成相较，多次煮后所获得的有效成分要多，这可能是减量行之仍可获效的原因。不过，除用量重且一次煎成外，仲景还十分重视"中病即止"，并非一律尽剂。因此，在应用仲景方时，应把重点放在方中药物用量的比例上，至于具体用量，最好是从实际情况出发，依据病情而定，当重则重，当轻则轻，而不应拘泥。

此外，仲景方后所列的煎服方法、注意事项和禁忌等亦很重要，凡未经认真研究最好予以遵循，不要轻率否定。

其五，经方为方祖，善用可创新。仲景立法严谨，处方精萃，不但疗效卓著，且能开启后学，故赞誉者代不乏人。如皇甫谧说："仲景垂妙于定方。"吕复又说："一证一药，万选万中。千载之下，若合符节。"喻昌更倡言："为众方之宗，群方之祖。"清代著名温病学家吴瑭还赞它是"金科玉律，为后世医方之祖"。这些无非是说仲景之方是医方的楷模，为后世医方的发展奠定了基础。

如以后世时方来看，虽然它与经方不同，但不少时方是在经方的基础上加减变化而成，或者是据仲景列方之理依据不同的病情而制定的。例如，《肘后方》中的葱豉汤，为通阳发汗之轻剂，看似独创，其实它并没有离开仲景麻黄汤制方之理。又如，叶桂之治温病初起，病尚在表之时，常以仲景栀子豉汤为基础，夹风加薄荷、牛蒡之属，夹湿加芦根、滑石之流。再如，吴瑭《温病条辨》中几个承气、复脉汤，亦是本仲景承气汤和炙甘草汤（亦名复脉汤）加减化裁而成。总之，在历代的医林著作中，如此之方，可以说比比皆是，从而进一步表明经方是时方的基础，时方是经方的发展。

因此，陈师认为在临床上不仅要坚信经方的疗效和实用价值，掌握它的种种应用，还应看到历代医家在经方基础上发展和形成的一大批有效时方。实际上这些医家都是经方的善用者，只不过他们能够精究其意，善于推广其义，才有所发展和创新。

二、重视先天后天之本，巧运人体枢机

（一）善为医者，必贵根本

中医临证非常重视求"本"，然"本"有多方面的意义。在《内经》中明言"本"者，有"治病必求其本"之"本"和"标本"之"本"，前者是说在治病时必须抓住阴阳这个总的纲领，所谓"本者，本于阴阳也"；后者则是一个相对的概念，如病因与症状、先病与后病、正气与邪气、病在内与病在外等，都有标本的关系存在，据此又可分析病证的主次先后、轻重缓急，然后确定治疗步骤。若从人体的脏腑生成、气化活动和相互关系上看，还必须重视先后二天之本。

肾和脾（胃）在脏腑功能活动中都占有十分特殊的地位，因肾藏"先天之精"，元阴元阳寓于其中，人身之气化皆根于此，乃生命之根，脏腑阴阳之本，"五脏之阴气非此不能滋，五脏之阳气非此不能发"（《景岳全书》），故为"先天之本"。而脾和胃则同属于人体消化系统的主要脏腑器官，一主受纳，一主运化，共同完成机体的消化功能。人体生命活动的持续和气血津液的生化，都有赖于脾胃运化的水谷精微。脾胃为气血生化之源，人资之以为生，而胃气的有无，又关系到人的生死，"有胃气则生，无胃气则死"，故为后天之本。陈师精研医学数十年，十分推崇明代李中梓在《医宗必读》中关于先后天之本的论述："本之为言，根也、源也。世未有无源之流、无根之本。澄其源而流自清，灌其根而枝乃茂，自然之理也。故善为医者，必贵根本。而本有先天、后天之辨。先天之本在肾，肾应北方之水，水为天一之源。后天之本在脾，脾为中宫之土，土为万物之母。"在"肾为先天本，脾为后天本论"一篇中，李中梓还解释了先天、后天之本的道理。他说："肾何以为先天之本？盖婴儿未成，先结胞胎……婴儿初生先两肾……故肾为脏腑之本，十二脉之根，呼吸之本，三焦之源，而人资之以为始者也，故曰先天之本在肾。脾何以为后天之本？盖婴儿既生，一日不再食则饥，七日不食，则肠胃涸绝而死。经曰：安谷则昌，绝谷则亡……胃气一败，百药难施。一有此身，必资谷气，谷入于胃，洒陈于六腑而气至，和调于五脏而血生，而人资之以为生者也。故曰后天之本在脾。"此外，先后二天之本还存在着不可分割

的联系，正所谓"先天生后天，后天养先天"，只有这样，才能相互滋养、生化不息。

在临床上，无论外感、内伤，还是其他任何疾病的治疗，都应当固护脾胃，用药要中病即止，不可过剂，以免损伤脾胃。若属大病或慢性痼疾，脾胃之气的盛衰往往关系到病的转归和预后。例如《伤寒论》中之"除中"，就是胃气垂绝的反常表现，虽能食亦预后不良。至于肾气的盛衰，则关系到人身的各个脏腑，如肾的阴阳失调时，会因此导致其他各脏的阴阳失调；反之，其他脏器的疾病日久也必然累及于肾，损耗肾中精气，所谓"穷必及肾"正是此理。若属大病或久病，如果肾气衰败，则预后不良，如伤寒邪入少阴，除急救之证外，死证特多，原因就在于此。故明确先后二天之本及其相互关系，在临床上具有重要意义。因此，陈师临证时非常强调必详察"两本"之虚实，遣方用药切不可犯实实虚虚之戒，尤其是对各种慢性痼疾和疑难病症，十分重视培固肾气和调理脾胃，谓："培肾气，即固先天之本，调脾胃即资后天之本。"每于疑难病中抓住"两本"而屡获佳效，这正是陈师在临证时效果显著的原因之一。

脾胃为后天之本、气血生化之源。陈师指出，人之赖以生者脾胃也，虚损赖以可治者亦脾胃也。故前人谓："凡察病者，必先察脾胃强弱，治病者必先顾脾胃勇怯，脾胃无损，诸可无虑。"（《不居集》）本案患儿先天禀赋不足，降生之后，脾胃气弱，摄取不足，不能化生气血，更不能滋养先天，因此发育不良、瘦弱；气血生化不足，不能推导濡润，则便结难下，故证属虚秘。虚秘，泻下之剂当禁用，患儿久用泻下之品，本就气血不足，更伤之，病非但不愈，反而日渐加重。故调理脾胃，固其后天之本才为正治，脾胃得健而气血自生，气血生化不息，则血能濡润，气能推导，便秘则自除，此即治病求本之谓也。临证时，陈师首重固护脾胃后天之本，不但慢性病、消耗性疾病首重调理脾胃，"有胃气则生，无胃气则死"，而且急性病、热性病应用苦寒之品亦须中病即止，恐其过剂败伤脾胃。

（二）把握枢机，巧从中生

凡自然界的一切运动变化，无不存在着升降出入，可以说这是宇宙间一切事物运动变化的基本形式。《素问·六微旨大论》曰："出入废则神机化灭，升降息则气立孤危。故非出入，则无以生长壮老已；非升降，则无以生长化收藏。是以升降出入，无器不有。"然而，升降出入之机则在于"枢"。所谓"枢"者，枢机也，犹如门户之枢纽，"主动转之微"，它居于阴阳升降出入之中。若人体的枢机运转正常，则生机盎然，虽病亦轻，或病重易治；反之则病重，甚至于危。陈师在临证时十分重视把握枢机，认为如此才有巧妙可言。

首先，脾胃为人体上下升降之枢。就人体而言，身半之上为阳，身半之下为阴。而脾与胃居中，同属中焦，不仅是后天之本，而且一属阴土，主湿、主运、主升；一属阳土，主燥、主纳、主降。两者相互为用，共同组成上下、阴阳、升降的枢纽。故吐利、痞满、眩晕、泄泻等诸症，不少都可通过调整中焦脾胃的升降枢机而获治愈。其次，少阳亦为枢者，是因其外邻二阳，内贴三阴，位居表里之间，主半表半里，阳气的内外出入自与之密切相关，凡外邪的由里达表，其枢机多系于此，所以用小柴胡汤和解表里，正是通过少阳的枢转作用使病得解。因此，陈师在临证时十分注意把握枢机，针对不同病症，采取相应之治，这是陈师在临证时常使病情转危为安、化险为夷的重要方法之一。

三、倡言"以局部病变为核心的辨证论治"

陈师临证时，非常强调辨证论治，并在此基础上，不断发展创新，倡言"以辨病为核心的辨证论治"，是其一大特色。

（一）触机而发，仲景启迪

陈师精研《伤寒论》数十年，尤其注重以其理论指导临床实践，强调要理用结合。对有些方证条文的理解认识，不囿于传统解释，常常触机而发，别有会心，并从中得到启迪，进而指导临床实践。陈师提出"以辨病为核心的辨证论治"的思想，即源于研究《伤寒论》的成果。仲景创立的附子泻心汤，方中既有消痞泄热的大黄、黄芩、黄连，又有温经扶阳的附子，寒热并用。陈师对此方证是从局部与整体的关系中去理解认识的，可谓掘幽探隐，启人思维。他认为方中大黄、芩、连是针对局部病变心下热痞而设；而配以附子则是针对病人素体阳虚。芩、连、大黄治疗病变局部，附子顾及全身整体情况，将局部与整体统一于辨证论治中。这一启迪，通过在长期的临床实践中摸索，逐渐形成了"以局部病变为核心的辨证论治"思想，并有效地指导着临床实践。

（二）病证认识，协调统一

在病、证的局部与整体认识上，陈师认为，"证"与"病"有区别，"证"是由相对的脉象、症状、体征组成的，具有阶段性；"病"则有它一定的发展变化规律，属于全过程。凡是一种疾病，必定有一种起决定作用的根本矛盾，并贯穿于疾病的始终，疾病的特殊本质亦由其根本矛盾所决定。基于此，病与病之间才能区分，鉴别诊断始能进行。不同疾病的特殊本质，决定了不同疾病发展的各自表现和规律，故病有定势。证不同于病，证是疾病发展过程中不同阶段表现出来的主要矛盾。陈师指出："病有定而证无定，病不变而证常变。"治疗疾病只重视解决病程阶段中的主要矛盾是不够的，还要重视解决贯穿于疾病始终的根本矛盾。

从辨病与辨证看，辨病侧重于局部病变分析，而辨证则侧重于全身整体情况，因此"病"多是局部病变的反应，"证"则是整体的、综合的、动态变化的过程。病变的局部与全身整体情况，有时表现一致，有时表现并不一致，怎样在治疗中正确认识两者的关系？陈师提出了"以局部病变为核心的辨证论治"的观点，比较好地解决了这一问题。一方面注意围绕病变的局部（这里的局部病变有两方面的意思，一是中医所指的局部，如心下痞、下利、头痛等；一是指西医的诊断，如肾炎、肝炎、冠心病等），或施与专药，或辨病论治；另一方面始终密切注意全身整体情况，辨证论治。两者的有机结合，即是陈师这一学术思想的体现。

（三）局部核心，结合整体

1. 结合辨病，衷中参西

清代徐灵胎指出："欲治病者，必先识病之名，能识病名而后求其病之所由生，知其所由生又当辨其生之因各不同，而症状所由异，然后考其治之之法，一病必有主方，一方必有主药。"（《兰台轨范·序》）现代名医岳美中老先生也指出："在辨证论治规律的临床运用中，不仅要辨证候的阴阳表里虚实寒热，还要进而辨病名（包括中医与西医病名），辨识疾病的基本矛盾所在。"（《岳美中论医集》）

陈师临证体会尤深，他说，明代吴又可早在《瘟疫论》中就指出，一病有一病之毒。辨识疾病，认清疾病的根本矛盾是必不可少的。在辨病方面，陈师重视西医局部分析的化验检查，既将之作为诊断局部病变的参考，又不囿于西医检查诊断的束缚，而是西为中用，始终用中医的观点去分析、判断和立法处方。如西医化验检查血象高，称为"感染""炎症"，陈师从不简单对号入座地理解为热毒。陈师谓：毒分阴毒阳毒、寒毒热毒、水毒火毒、湿毒疫毒等，岂能一见"感染"，就为热毒？这是以偏概全，曲解了中医的意思。但是，临证时陈师又重视西医化验检查，以帮助明确局部病变部位、性质，如咯血病人，常借助西医检查手段，借以弄清是支气管炎、支气管扩张引起，还是肺结核、肺癌导致，帮助明确诊断。对于肝炎、肾炎等慢性病的无症状期，更是重视西医生化指标，借助化验检查，认清疾病的根本矛盾所在，西为中用，发展中医。例如，治疗乙肝，特别是治疗临床症状不明显者，常结合西医化验检查选方用药，如 HBsAg 阳性，而且滴度较高，HBeAg 阳性，SGPT 亦升高者，常选用清热解毒之品，药用虎杖、茵陈、贯仲、牡丹皮、夏枯草、焦栀子等；当病毒 DNA 多聚酶降至正常，HBeAg 从阳转阴，而抗 –HBe 尚未出现时，则通常选用益气健脾、补肾温阳之品，如人参、黄芪、白术、枸杞子、淫羊藿、菟丝子等。陈师经过多年实践探索，对久患肝病、迁延型肝炎，或早期肝硬化，用自拟"复肝散"有较好的疗效。又如，治疗肾病综合征的少症状期，若尿中蛋白多者，采用益气健脾、清利湿热、兼以固涩之法，常选用黄芪、玉米须、八月瓜、蛇倒退等；红细胞多者，凉血止血，加白茅根、炒蒲黄、血余炭等；白细胞多者，清热解毒利湿，加二妙散、红藤、忍冬藤等。借用西医检验，使中医有"证"可辨，并将辨证论治引向微观化。

2. 审查局部，重视腹诊

陈师重视局部病情的辨识，除了借助现代科学仪器和方法检验出的客观数据外，常常还通过自己主观望诊、切诊来掌握局部病变情况，陈师强调这是施用以局部病变为核心的辨证论治中的重要环节，绝对不能忽视。如治疗小儿咳嗽，陈师一般都认真观察小儿咽喉情况，他指出，小儿咳嗽原因众多，但有一点必须注意，不少小儿是咽喉疾患引起的刺激性咳嗽，纯用止咳化痰、宣肺等法多难收效，若检查明确，针对病情采用清利咽喉的方法则每每建功。

在审查局部病变时，尤其重视腹诊。陈师尊崇《伤寒论》，受到论中"心下满""心下有水气""按之濡""按之石硬"等切诊的启发，近年来在与日本汉方医的交往中又受到日本汉医腹诊的影响，对腹诊的重要性给予了充分的肯定，他认为腹诊对于诊断腹腔局部病变确能提供重要的参考。腹腔中包含多个脏腑器官，肝、胆、脾、胰、胃、肠、子宫、卵巢、膀胱等均在其中，有时病人一句"肚子痛"即概括了病情，医生若不认真审查触切局部，则往往是误治的主要原因。例如，跟师随诊中，曾遇一女性病人，腹部隐痛2月余，多方治疗均罔效，翻阅病人处方，前医多从脾胃、肠道疾患治疗入手，陈师仔细切诊病人腹部，诊见左侧少腹部有明显压痛，质稍硬，沿少腹部有条索状硬结，四诊合参，考虑为附件炎，遂以清热散结、祛瘀通络为法，很快治愈病人。仅此一例，审查局部的重要性即可窥见一斑。

3. 辨证论治，结合专药

陈师常说，辨证论治的精髓在于审证析机、治病求本。强调立法组方，务要根据具体病情，因时因人因证制宜，针对病机，灵活善变，不可机械死板；审时度势，贵在法活机圆，病有动变，随证求治，总以切中病机为要。

陈师将局部病变与整体情况结合起来论治，亦即以辨病为核心的辨证论治。在辨证中结合专药论治，是陈师这一学术思想的具体体现。以辨证论治针对全身整体情况，以专药针对局部病变，既照顾到病变局部的突出矛盾，又照顾到疾病过程中不同阶段的主要矛盾，并且疗效显著，可重复性强。

4. 辨证论治，结合辨病

辨证论治是中医学的核心，是公认的中医学的精华，它侧重于人的整体调整，重视调动机体内部的抵抗力和提高机体的适应性，达到"阴平阳秘"。辨病侧重局部器官的改变，辨病论治则是采用针对性较强的药物直接作用于病灶，改善局部病损情况。两者各有所长，陈师将侧重于整体与侧重于局部的两种论治方法融于一体，大大提高了疗效。

陈师这种以局部病变为核心的辨证论治，其实质是将专药、辨病论治药物结合于辨证论治中，赋予辨证论治新的内容，使疗效稳定而显著。

四、抓纲析机，知常达变，能神能明

（一）法活机圆，经方活用

1. 妙施和解，曲尽机变

陈师强调，作为医生，一是要明理致用，一是要由博返约，他说："若医不明理，则难以'见病知源'；若明理不用，则无从获得真知；若学而不博，则常易心存偏见；若博而不约，则易致流散无归。"因此他十分强调要理用结合。

陈师临证中，善用和解法，对其生理病理、组方规律、加减变化，见解精深，在临床运用中曲尽其妙。他认为，和解一法，其病位在手足少阳，腠理膜原，并涉及五脏六腑、气血津液，其代表方小柴胡汤，作用全面，寓寒热同用、攻补兼施、营卫共调、升降相因于其中，适应范围广泛。

少阳之经多气少血，相火在三焦与胆的生理机能活动中，又起着重要的作用，故称少阳为相火之经，主相火用事。由于少阳位居半表半里，而三焦与胆的生理机能活动，与人体的气血运行，以及气机的升降出入、内外开阖密切相关，故有"少阳主枢"之说。从邪入少阳的病理来看，无论是邪从它经传来，抑或本经直接受病，均可导致少阳气机郁结，致使胆火上炎，津液受损，热扰空窍，出现"口苦、咽干、目眩"；或正邪交争于半表半里，邪陷少阳经脉，相火被郁，胆火犯胃等，也现"往来寒热，胸胁苦满，默默不欲饮食"等。少阳所辖范围广大，因此，少阳病见证亦有很大的变异性，仲景在小柴胡汤证中列举了七个或然见证，又明确指出："伤寒中风，有柴胡证，但见一证便是，不必悉具。"可见，少阳病的病理机制与少阳的生理特点是完全相关的。

2. 辨证求治，灵活变通

对经方的应用，陈师倡导有正用、借用、变用之分。正用是其常，借用是其变，变用则属变中之变，本此加以推求，则可妙从中生，变化无穷。陈师云："日本汉方医善于借用经方，一方以治多种疾病，而国内中医界则多变用，或师其意另组新方以泛应各种疾病，两者实属同源异流，各有所长，只要相互学习，自会相得益彰。"

陈师尤其强调经方的变用，提倡灵活应用，重在法活机圆，而不机械死板。陈师指出，仲景"观其脉证，知犯何逆，随证治之"的方法，即是灵活变化、随证变通的经方变用原则，是以谨守病机为一定不移之准则，而于立法、选方、遣药、服法等基础上灵活多变以应病之变化。疾病作为一个过程固然有着相对的静止，然而当部分或根本质变业已完成时，脉证也必然会随之产生相应的质的改变，由于不同质的矛盾只能用不同质的方法才能解决，因此辨证治疗也就必须灵活变通，圆机活法。如论中的各种类方（如桂枝汤类方、麻黄汤类方等），视病情轻重缓急或兼夹各异，在原方上损益以适应变化；或用合方（如柴胡桂枝汤、桂麻各半汤等）以为兼顾；或改弦更张，因证图治。论中更有大量随证加减之法，均体现了随证而变、不可执一的"随证治之"之法。

陈师临证善于活用经方。例如，运用真武汤加姜、辛、味治疗产后哮喘或痰饮咳喘，即是经方活用的例子。陈师谓：真武汤乃温阳利水之剂，用于产后哮喘、痰饮咳喘的病人，有温补肾阳、散寒蠲饮之功，合用姜、辛，或再加用麻黄，则方中既包含了四逆汤，又寓麻附细辛汤于其中，二者均直走少阴，温肾阳、散寒邪力专势宏，非小青龙可比。合用姜、辛，干姜、细辛发散寒邪，五味子补肾纳气，又收敛肺气，并监制姜、辛以防耗散太过，三药合用，散收适度，阖辟自如。故全方具有温补肾阳、散寒蠲饮、纳气平喘之功，用于临床，疗效显著。

陈师尊崇经方，但师古不泥，从不死板硬套，胶柱鼓瑟，他常说："仲景著书乃示人规矩，从全论看，详于寒、略于温，详于太阳病、略于其他各经病证，皆寓举一反三之意。若不明此理，死守112方，以不变应万变，犹如守株待兔，临床既不能活用仲景之方，而又曲解了仲景的原意。""经方是时方的基础，时方是经方的发展。要看到历代医家在经方基础上发展和形成的一大批有效时方，实际上这些医家才是经方的善用者，他们能够精究其旨，推广其意，正所谓'经方为方祖，善用可创新'。"因此，陈师临证应用经方，常师其法，不泥其方。如治疗风寒外感病证，仲景创立有辛温之法，麻、桂之剂，但陈师不轻易照搬套用，他说，仲景乃河南人，地处中原，气候凛冽，寒冷而少雨，其人腠理致密，外感风寒，治宜辛温解表，麻桂属正用；四川地处西南，盆地多雨，雾露所聚，其人肌肤细腻，腠理疏松，外感风寒虽宜用辛温之法，但药量则宜偏轻，或改用轻淡宣泄之品，故常用葱白、淡豆豉、紫苏叶、防风、荆芥等物，灵活变通。临证中陈师或仿照乌梅丸寒温并用，或效法半夏泻心汤苦辛通降，师其意而不泥其方，可谓活法圆机，实为经方之善用者。

（二）辨证求本，谨守病机

陈师认为中医诊治疾病的特点主要是辨证论治，它是中医学对疾病的一种特殊的研究和处理方法。秘方、验方虽然也有它的价值，但在临床上不居于主要地位，这是他的一贯思想。因此，陈师十分强调掌握辨证论治方法。他说，从具体运用上看，各科有各科的辨证特点，但彼此之间又有共通之处，因此，掌握各科的辨证特点是前提，抓住共通之处是关键。一般来说，无论任何疾病都有阴、阳、表、里、寒、热、虚、实八纲之辨，由于这是一切疾病辨证的总纲，所以都要落实到"证"上。"证"与"病"不同，"证"是由相对的脉象、症状、体征组成的，具有阶段性；"病"则有它一定的发展变化规律，属于全过程。由于同一疾病的发展过程中，可出现多种不同的"证"，因而"证"不属于某一疾病所特有。所以在临床上，即使"病"相同，只要"证"不同，治法并不相同；反之，即使"病"不同，只要"证"相同，也可采取相同治法，这就是中医常说的"同病异治""异病同治"之理。所以，抓住"证"这个环节，无疑具有重要的临床意义。抓住"证"的重要性，主要在于揭示它后面隐藏的病机，而病机又包涵了因、位、性、势辨证四要素，即病因、病位、病性以及随着正邪斗争所表现的病变趋势，这就是证的实质。所以，只有抓住它，才能在疾病的变化中确立切合病机的治法和恰当的选方用药，才能取得应有的治疗效果。

1. 明辨始因，审因论治

《医学传心录》云："百病之生，各有其因，因有所感，则显其症。症者病之本，因者病之标。"中医认识病因具有特殊性，是以"审证求因"（因发知受）的方法获得的，即是以病证的临床表现为依据，通过分析疾病的症状、体征来推求病因，为治疗用药提供依据。实质上它是一种将内因、外因统一起来，具有整体观思想的辨证求因方法。

审证求因，又称为病因辨证，是中医辨证论治的重要环节，充分体现了中医整体、恒动的特点，具有很高的实用性和科学性。追踪病史、查明始发病因具有重要意义，在辨证论治环节中不容忽视。此对疾病的正确诊治，特别是对疑难怪病的辨治有很大帮助。《三因极一病证方论》指出："凡治病，先须识因。不知其因，病源无目。"陈师反复告诫弟子，病因清则病源明，这是治病求本的关键，然后立法处方，使病与方皆相应，才有疗效可言。反之，若病因不明，治疗漫无目的，遣方用药又岂能中的?

2. 详察标本，治分缓急

一般而论，标根于本，标是现象，本是实质，只要病本解除，标病则随之而解。但标本是一个相对的概念，如病因与症状、先病与后病、病在内与病在外、正气与邪气等都有标本的关系存在。治病分标本，是中医的一大特点，《素问·标本病传论》曰："知标本者，万举万当；不知标本，是谓妄行。"陈师法尊仲景，尤其对仲景"汗下先后，缓急有序，标本分治"的法则，非常重视，他常说，病人有标本，犹草木之有根苗，标者末，本者根源也。辨明标本既可分析病证的主次先后、轻重缓急，又可据以确定治疗的步骤，因而是十分重要的。若不明此理，常易治疗失当，轻则不愈，重则使病情加剧。中医所言标本包含甚广，如以邪正言，正气为本，邪气为标，祛邪为治标，扶正为治本；以疾病言，病因为本，见症为标，对症处理为治标，审因论治为治本；以病之久暂言，旧病为本，新病为标，治新病为治标，旧病为治本；以证候言，急者为标，缓者为本，急则治其标，缓则治其本。陈师临证，亦如其言，标本缓急，法度严谨。

陈师业医，既有庭训，又有师承，博采众长，不断实践，其学术经验、成就是多方面的。他甚赞《褚氏遗书》"博涉知病，多诊识脉，屡用达药"之论，力主医要明理致用、理用结合。他研究仲景之学不脱离临床实际，法尊仲景又师古不泥，正用、借用、变用灵活变通，大大扩展了经方的应用范围。重视后世发展而又紧紧把握辨证论治环节，明辨始因，详察标本，重抓"两本"，巧运枢机，抓纲析机，治有新意。临证之际，神施妙设，治验甚著，疗效卓著，诚可谓善握枢机之人。在辨证论治之中，又不断发展创新，提出"以局部病变为核心的辨证论治"的思想，将病变局部与全身整体有机地统一起来，一方面注意围绕病变的局部，或施与专药，或辨证论治；另一方面始终密切注意全身整体情况，辨证论治。陈师这一学术思想深化了中医理论，赋予了辨证论治新的内容，对中医的发展有着非常积极的意义。

川派中医药名家系列丛书

学术传承

陈治恒

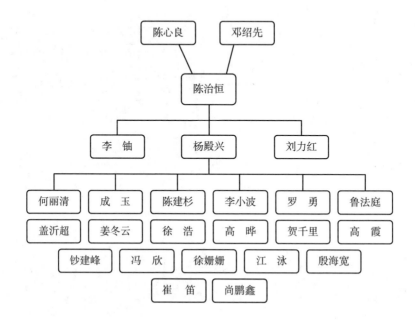

陈治恒学术流派传承图

　　陈治恒教授幼承庭训，接受家传师承教育，同时接受了正统的高等中医药教育，毕业留校后又师从于被誉为"活伤寒"之称的邓绍先先生，理论系统完备，功底扎实，在校 30 余年一直从事中医药教育、临床和科研工作，主攻伤寒学，是川蜀伤寒学派的主力，主导着本学派的学术方向。学术思想集中体现在由他主编的成都中医学院自编教材及发表的论文、专著中。陈师在主持伤寒教研室工作时承办过多次全国《伤寒论》师资培训班，他的学术思想也逐渐由西南扩大至全国，在全国中医药院校中享有良好声誉。陈师培养了众多学生和弟子，具有代表性的弟子有李铀、刘力红、杨殿兴等。

杨殿兴

　　杨殿兴（1955—　　），成都中医药大学教授，博士生导师，伤寒学专家。现任中华中医药学会副会长、四川省中医药学会会长、四川省委省政府决策咨询委员会委员、国家中医药管理局"十三五"医改专家组成员、《四川中医》主编。

杨殿兴为1977年全国恢复高考后首届成都中医学院中医学专业毕业生,毕业后留校任教。1985~1986年在上海中医学院攻读硕士研究生课程,师从全国著名伤寒专家柯雪帆教授。1991年被遴选为全国首批名老中医药专家陈治恒教授的学术经验继承人,跟师临诊3年,系统地学习和继承了陈治恒教授的学术思想,尽得其传。曾先后担任成都中医药大学教务处副处长、处长、副校长,四川省中医药管理局党组书记、局长等职。

杨殿兴长期从事中医药教育、科研、临床和管理工作,以《伤寒论》的教学、科研、临床工作为研究重点,以中医辨证论治规律、经方临床运用、中医高等教育及政策管理为研究方向。治学严谨求实,理论造诣深厚,精于临床实践,强于中医药管理。学术上法尊仲景,旁及诸家,博采众家之长,融会贯通。临床擅长治疗伤寒及杂病,倡导以局部病变为核心的辨证论治,近年来致力于中医辨证论治规律及川派学术源流的研究。学术思路清晰,善于理论联系实际,视野开阔,高屋建瓴,主讲的"伤寒经方治疗急性外感热病的系列讲座""中医药文化的本质和内涵""中医火神派溯源——兼谈附子的临床运用"等,深受好评。杨殿兴爱好广泛,诗词歌赋、琴棋书画、体育运动均有涉猎,又博览医书,辛勤笔耕,在繁忙的工作中彰显敬业奉献的人格魅力。

杨殿兴以《伤寒论》作为终身研究对象,出版有《伤寒论读本》,系列讲座"伤寒纵横——中医急性外感热病的诊治"受到学员们的一致好评。代表著作有《中医四部经典解读》《走进中医数字时代——中医辨证论治规律研究》《四川名家经方实验录》《中华医药史话——诗情画意墨韵》《川派中医药源流与发展》等,理论造诣精深,学术思想影响广泛。公开发表《从〈伤寒论〉看仲景创立辨证论治体系的思路与精髓》《振兴中医20年的回顾、反思及展望》等60余篇论文,主持完成国家和省级科研课题10多项,先后荣获国家级优秀教学成果二等奖2项,四川省优秀教学成果一等奖3项,四川省科技进步一、二等奖各1项。作为成都中医药大学博士生导师,培养硕博士研究生20余名。其学术思想体现在以下方面。

第一,法尊仲景,喜用经方,倡导经(汤)方辨证。临床擅用经方,倡导经方辨证。经方是经典方,经方在方剂组合中,配伍精当,用药简练,君臣佐使明晰，充分体现了治法治则，后世组方基本都依据经方的配伍规律，并将之作为方剂的典范，具有示范作用。杨氏强调，学习经方，其根本的目的有二：一是学会临床运用，临床上若能做"方与证皆相应"，则效如桴鼓；二是学会举一反三，活学活用，学会经方的组方规律，圆机活法，灵活变通。

杨殿兴认为，经方辨证，是以经典方命名证，最大的特点就是把辨证与论治紧密结合起来，如麻黄汤证、小青龙汤证、四逆汤证、白虎汤证、大承气汤证等。用经典方命名经典证，方证结合、辨用结合，使临床医生更容易做到辨证判断准确，论治选方恰当，方与证相应，理、法、方、药丝丝入扣，自然临床疗效好。这是学会运用经方的捷径，也是提高中医辨证论治水平的有效方法。

第二，注重局部，结合整体，辨证结合辨病。杨殿兴与其导师陈治恒教授，共同推动和倡导"以局部病变为核心的辨证论治"的思想，把中医辨证规律作为研究方向，撰著有《走进中医数字时代——中医辨证论治规律研究》。杨殿兴认为，中医的辨证论治体现了中医整体和衡动的特点，这一观点被业界一致认为是中医药的精华所在，但也不可否认有其不足之处。中医学对疾病中的许多问题，都只是依靠直观感觉来判断、归纳和分析，在某些问题上，特别是在某些局部问题上不能进行进一步的研究，因而缺乏对疾病个性的认识，对疾病的某些认识上也不可避免地存在不够确切的地方。

早在 20 世纪 80 年代，杨殿兴发表论文就提出，凡是一种疾病，必定有一种起决定作用的基本矛盾。各种疾病的基本矛盾，都有其特殊性，这种特殊性正是区别此病与彼病的不同点，而每个疾病的特殊本质又由它自身的特殊基本矛盾所决定。所以，若仅通过辨证来认识疾病的共性、普遍性是不够的，还要通过辨病来认识疾病的个性、特殊性。确切地说，中医辨证论治是抓住了疾病过程中的某一阶段的主要矛盾；而辨病论治是抓住疾病过程中的基本矛盾（根本矛盾）。因此，辨证与辨病的结合，局部与整体的结合，专方专药与整体辨证加减药物的结合，可以使对疾病的研究向纵（疾病个性）、横（疾病共性）两个方向发展，可以兼顾局部与整体，从而有效地提高临床疗效。岳美中先生曾经说过："在辨证论治规律的临床运用中，不仅要辨证候的阴阳表里虚实寒热，还要进而辨病、辨病名（包括中医与西医病名），辨识疾病的基本矛盾所在。"因而杨殿兴十分重视局部与整体的关系，重视辨病与辨证的关系，重视局部专药与整体用方的结合关系，使病、证、症诸因素在临床中得到通盘考虑，大大增强了认病、辨证、识症的能力，临床疗效也因此大大提高，这一学术思想也得到了业界的共识。

第三，钻研古籍，循证医验，编著《中医男女科诊疗学》。在浩如烟海的古今中医书籍中，有关男女性相关疾病的论述是相当丰富的，但这些宝贵的文献资料，基本都散见于中医各科的书籍中，不方便查阅和应用。

杨殿兴为了搜集整理这些散见的相关疾病文献和后世医家积累的经验，早在20世纪90年代，就主编出版了《实用中医性病学》一书（获1990、1991年西南西北地区优秀科技图书一等奖；1992年荣获首届成都高校青年师生科技学术成果三等奖），受到读者的广泛赞誉；1996年又应中医药大学的教学需求，编著了学校内部教材《中西医性传播疾病防治学》。近年来，在上述两书的基础上，他又扩大了上述课题的研究病种和内容，查阅、搜集了大量文献资料，整理了大宗病案，从男女科性相关疾病入手，深入研究了男女性传播疾病、男女性功能障碍疾病、男女性激素异常疾病和男女与生殖器密切相关的疑难杂症，著书并定名为《中医男女科诊疗学》。在所选的60个病种中，对每个病种的病因病机、诊断要点、立法处方，逐一做了论述，在每病的治疗中，还列举了大量单秘验方、现代治疗效方，以及大宗验案作为佐证，以期将理论与临床实践紧密结合起来，使之更加切合实用，丰富和发展了中医男女科性相关疾病的诊断和治疗，从而使这些理论和经验能有效地指导临床实践，成为中医药学的一个重要组成部分。

第四，尊经重道，咏颂先贤，探源溯流，唱响川派中医。近年来杨殿兴着手研究中国医学史、川派中医药源流，历时4年多，主编了两部大型著作:《中华医药史话——诗情画意墨韵》和《川派中医药源流与发展》。

《中华医药史话——诗情画意墨韵》一书，以诗词歌赋的形式吟唱中华中医药的光辉历史，再配以书法绘画，讴歌伟大的华夏文明。全书"以诗串史"，以历史编年为体，围绕着中医药的著名人物、著作、事件，以诗歌创作为主体，同时展现了全景式的上下五千年的华夏中医文明史；全书"诗书画并茂"，既有古今中医大家遗留下来的墨宝，又有四川医药界书法绘画爱好者的创作作品，具有很高的艺术性和观赏性；全书"立足全国，兼顾四川"，站在审视中华医药历史的高度，既对影响深远、造诣精深、功绩显赫的全国中医药人物、著作、事件进行收录和诗歌创作，同时也收集了四川的一些著名的中医药历史人物、近现代中医药大家和历史事件，反映了巴蜀"中医之乡，中药之库"厚重的文化和历史底蕴。此书被业界誉为"中医药文化的上乘之作，难得的大雅精品"。

《川派中医药源流与发展》一书，横跨2000多年，从汉代写到现代，是综合反映四川中医药历史渊源、学术发展源流的大型综合性学术著作。本书概述了有史以来四川中医药的各个临床学科、基础理论、医经典籍、中药学，并列举了四川主要少数民族医药的不同学术流派、不同传承类型的医药学家，介绍了他们的代表著作，探索了他们独特的治疗方法和丰富的学术思想，集四川中医药文化历史和发展现状之大成，填补了四川中医药学派发展整理的空白。这本书的出版对四川中医药医史研究、中医药流派研究以及理论创新、掌握名家学术思想和提高临床能力具有重要价值。

杨殿兴以研究、发掘、弘扬川派中医药为己任，组织全省中医药专家编撰的大型专著《川派中医药源流与发展》《川派中医药名家系列丛书》，具有权威性、代表性和影响力，全面反映了四川中医药学术发展的历史和现状，成为唱响川派中医药的倡导者和坚定的实践者。

李铀

李铀（1956—　），男，汉族，四川泸州人。现任全国政协委员、民盟中央常委、民盟四川省委副主任委员、成都市政协副主席、民盟成都市委主任委员。

1978年于泸州医学院中医系学习，1982年毕业于泸州医学院中医系，获医学学士学位，同年考入成都中医学院攻读硕士学位，师从戴佛延、陈治恒教授，研究方向为"六经证治规律"。1984年毕业，获医学硕士学位，毕业后被分配到泸州医学院中医系任教，讲授《伤寒论》等课程，其间参编叶成炳教授、王明杰教授主编的《伤寒明理论阐释》，并担任部分章节的撰稿工作。1986年调金堂县卫生局工作，1990年任金堂县中医院副院长，其间担任成都中医学院函授部（后改名为成人教育学院）金堂函授站教师，承担多门中医课程的教学工作，并发表论文10余篇。1993年任金堂县人民政府副县长，分管教育、卫生、文化、广播电视、体育、新闻出版等工作。1995年任成都市卫生局（成都市中医管理局）副局长、成都中医药学会理事长、成都中医药大学成人教育学院成都站站长。先后分管中医、公共卫生、农村卫生、妇幼保健、社区卫生等多项工作；牵头参与世界卫生组织的"健康促进项目"和"中英社区卫生服务与贫困救助项目";参与成都市创建"国家卫生城市""全国社区卫生服务示范区""全国（省）农村中医工作先进县（市）"等工作，并创建"成都中医名医馆"。2002年牵头编制《成都中医药发展规划》，着力推动中医药服务向城市社区和农村乡镇卫生院延伸，通过规范化建设加强基层中医药服务水平和质量的提升。为促进成都中医药学术的国际交流，2005年带队赴奥地利林茨市举办"中国中医药展"，接待多个国家学者专家来蓉进行学术交流和参观访问。2006年任成都市监察局副局长，分管执法监察、投资软环境建设、纪检监察学会等工作。1987年加入中国民主同盟，任金堂民盟支部副主任委员。1993年任成都市第十三届人民代表大会代表。1996年任民盟成都市委副主任委员。1997年任民盟四川省委副主任委员。1998年起任四川省政协委员、常委。2005年当选为民盟中央委员。2006年任民盟成都市委主任委员。2007年任民盟中央常委。2008年任全国政协委员、成都市政协副主席。作为全国、省、市政协委员，他一直把促进卫生事业、中医药事业发展作为参政议政的重要领域，认真履行委员职能并建言献策。曾在全国政协十一届三次会议上提交"充分发挥中医药在基本医疗服务和医疗保障制度中作用的建议"，并得到国家中医药管理局和有关部门的回复；提交的"关于采取综合措施有效破解医院以药养医难题"的提案，被全国政协评为优秀提案，其中"完善对低收入人群的物价补贴机制的建议"等多份提案被全国政协提案委《把握人民的意愿》收录；"尽快实施孕产妇免费住院分娩有效降低孕产妇死亡率"被全国政协编撰的《科学发展建言集》收录；"建立统一的食品安全监管机制"等多篇文章在民盟中央《群言》杂志发表；"打破二元体制分割建立城乡一体的社会养老保险制度"被中国文史出版社编撰的《国是建言》收录；《医养结合是养老服务体系建设的必然方向》等多篇文章在《中国经济社会论坛》杂志上发表。

刘力红

刘力红（1958—　），男，汉族，湖南湘乡人。医学博士，教授，广西名中医。现任广西中医药大学经典中医临床研究所首席教授，国家中医药管理局中医扶阳流派传承工作室主任，北京同有三和中医药发展基金会理事长。

曾就读于广西中医学院、成都中医学院、南京中医学院。1986～1989年于成

都中医学院攻读硕士学位，师从陈治恒教授。1992 年获医学博士学位。1997 年
晋升教授。1998 年起，担任广西中医学院中医临床基础学科带头人。2002～2003
年于清华大学人文学院访问 1 年。2005 年起，担任广西中医学院经典中医临床研
究所首席教授。

院校内以陈治恒、陈亦人、吴彤等为师，院校外先后师从李阳波、王庆余、
曾邕生等。尤随先师李阳波习医达 7 年之久，其间两年，与先师同住行，亲历了
传统的师徒生活，于传统文化的诸多领域中皆受到较为深广的熏陶，为今后的研
习打下了重要基础。2004 年后，更得拜于著名老中医邓铁涛教授及李可先生门下。
2006 年拜于钦安卢氏门下，成为火神卢崇汉先生的上首弟子，于医道多获教益。
2014 年起，师从杨真海先生，修习黄帝内针。

刘氏从事《伤寒论》教学，授课循循善诱，深入浅出，引导学生树立对中医
的信心。临床擅长运用传统经典方剂治疗疑难病症，如脾、胃、肝、胆疾病，骨
质增生，肿瘤及妇科疾病等，尤以温热剂的应用有较深体会。并将近代杰出的农
民思想家王凤仪的"性理疗法"、四川巴中全先生的"辟谷疗法"、内功气针等方
法结合到临床，有些重病患者在中药疗效欠佳时，可选择"化性"或"辟谷"或
气针治疗，有一线希望就不放弃，以各种方法挽救生命。

2003 年出版专著《思考中医》，2004 年整理出版先师李阳波之《开启中医之
门》，并同时担任《中医名家绝学真传丛书》总主编，2006 年协助师父卢崇汉先
生整理出版《扶阳讲记》。其中，专著《思考中医》于 2004 年 4 月位居全国非文
艺类图书排行榜榜首，并且被评为"2004 年度全国优秀科技畅销书"，获得第六
届全国高校出版社优秀畅销书二等奖、2004 年知识工程推荐书目、2005 年第十三
届桂版优秀图书奖一等奖。

由于对传统文化的深入学习和临床体悟，加之亲历了传统及现代的两种教
育，使所著既能直白陈述传统的甚深见地，又能契合于现代人的心理。故而上书
出版以来，即在国内外产生极大反响，使众多学者及民众改变了对中医的看法，
改变了对传统文化的看法，重拾了对中医的信心。于传统信念凋零、人才不济之
刻，其义尤显深远。

近年来，除诊务、教务、学务之外，其以能者为师，智者为师，有独家绝技
者为师，不拘一门，不限某派，广学博参。于挖掘民间学术力量、民间优秀中医

流派、倡导师徒传承、提倡重视经典及公众传播华夏文明方面做了大量的努力，并因此荣获"2007年世界杰出华人奖"。著名中医学家邓铁涛教授高度评价刘力红教授对中医的贡献，赞曰："吾道不孤，后继有人矣。"

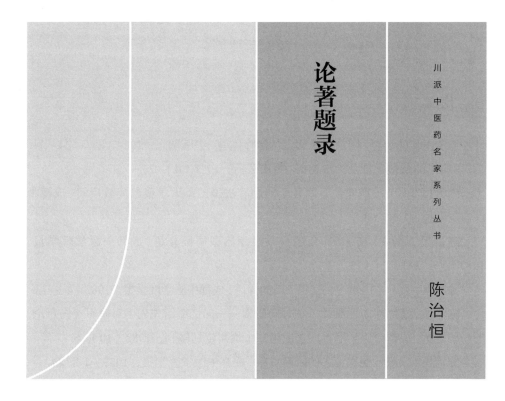

论著题录

川派中医药名家系列丛书

陈治恒

一、论文

王渭川，陈治恒.阿狄森氏病二例治疗体验.中医杂志，1964（11）：24.

陈治恒.低热辨证及治法初探.重庆医药，1977（4）：26.

陈治恒.关于《伤寒论》的几个问题答法国巴黎大学戴思博教授问.成都中医学院学报，1981（3）：1.

陈治恒.运用《伤寒》《金匮》方治疗典型病例介绍.成都中医学院学报，1982（3）：36.

陈治恒.关于《伤寒论》三阴三阳的探讨.成都中医学院学报，1982（4）：23.

陈治恒.缅怀邓志，激励后学共同研索——回忆邓绍先先生对研习《伤寒论》的一些提示.成都中医学院首届毕业生二十周年纪念增刊，1982（10）：6.

陈治恒.谈谈《伤寒论》的研究对象.成都中医学院学报，1983（1）：24.

陈治恒.谈谈对眩晕的辨治体会.四川中医函授，1983（1）：35.

陈治恒.关于《伤寒论》三阴三阳的探讨（续）.成都中医学院学报，1983（3）：17.

陈治恒.谈谈临床辨证论治的几点体会.四川中医函授，1983（7）：26.

陈治恒.《伤寒论》第六条管窥.成都中医学院学报，1984（1）：32.

陈治恒.温故知新其味无穷.杏林学刊，1984（1）：34.

陈治恒.伤寒论选读概论.四川中医函授，1984（4）：6.

陈治恒.小柴胡汤的治疗经验及有关问题的讨论.医林（韩国），180、181号.（并登载于《第37回日本东洋医学会学术总会讲演集》1986年5月）

陈治恒.运用仲景方的体会.重庆中医药杂志，1989（2）：34.

陈治恒.厚朴生姜半夏甘草人参汤的妙用//马有度.医方妙用.重庆：重庆出版社，1989：163.

陈治恒.谈葛根汤的临床应用//马有度.医方妙用.重庆：重庆出版社，1989.

陈治恒.久病痼疾治在缓图//詹文涛.长江医话.北京：北京科学技术出版社，

1989：79.

陈治恒.阴缩证治一得 // 詹文涛.长江医话.北京：北京科学技术出版社 1989：309.

陈治恒.谈秃发辨治 // 詹文涛.长江医话.北京：北京科学技术出版社，1989.

陈治恒.小儿虚秘治验 // 詹文涛.长江医话.北京：北京科学技术出版社，1989：622.

陈治恒.《伤寒论》立论方法初探 // 伊重，卢建军.中医临床成果与进展.成都：四川科学技术出版社，1992：9.

陈治恒.略论"治病求本".成都中医学院学报，1993（4）：4.

陈治恒.从《伤寒论》看仲景著作的主要思路和方法 // 邱德文，周学智，张曼诚.中医经典著作思路和方法研究.贵阳：贵州科学技术出版社，1992.

陈治恒.经方识微 // 刘渡舟，赵清理，党炳瑞.当代医家论经方.北京：中国中医药出版社，1993：136.

二、著作

成都中医学院.中医内科学.成都：四川人民出版社，1982.（陈治恒任编委）

陈治恒.学习《伤寒论》十讲.成都中医学院，1983.

陈治恒，傅元谋.伤寒论选讲.成都中医学院，1984.

陈治恒.伤寒论讲解.四川职业教育函授中心，1985.

梅国强.中医学多选题题库·伤寒分册.太原:山西科学教育出版社,1986.（陈治恒任编委）

刘渡舟.中医学问答题题库·伤寒分册.北京：中医古籍出版社，1988.（陈治恒任副主编）

许叔微著.陈治恒，傅元谋点校.许叔微伤寒论著三种.北京：人民卫生出版社，1993.

学术年谱

川派中医药名家系列丛书

陈治恒

1929 年，出生于四川省巴中市。

1945～1949 年，从其伯父、江津县名老中医陈心良习医，得其薪传。

1949～1953 年，在走马乡行医，悬壶乡里，求诊者甚众，被称为"陈氏医学传人"。

1953 年 3～12 月，入卫生部重庆中医进修学校专修班学习深造，结业后调巴县卫生协会工作，任直属医疗队中医师兼负责人。

1956～1962 年，以青年中医身份考入成都中医学院医学系本科学习。

1960 年，提前毕业留校任教，并专门师事全国著名伤寒专家邓绍先先生。

1960～1990 年，30 多年间先后从事过伤寒、温病、内科等的教学、临床、科研工作。曾任内科教研室副主任、伤寒金匮教研室副主任、伤寒教研室主任。曾任四川省中医药学会仲景学说专委会副主任委员、中国人体科学学会理事。

1990 年，被国家中医药管理局遴选为"全国首批名老中医药专家学术经验继承工作指导老师"（500 名老中医），并带教主治医师以上的中年中医。

参考文献

川派中医药名家系列丛书

陈治恒

［1］陈治恒．低热的辨证及其治法初探［J］．重庆医药，1977，8（29）：3–9.

［2］陈治恒．运用《伤寒》《金匮》方治疗典型病例介绍［J］．成都中医学院学报，1982，3（14）：36–39.

［3］陈治恒．关于《伤寒论》三阴三阳的探讨［J］．成都中医学院学报，1982，4（9）：23–26.

［4］陈治恒．关于《伤寒论》三阴三阳的探讨（续前）［J］．成都中医学院学报，1983，8（3）：17–21.

［5］杨殿兴．陈治恒运用经方治疗疑难病症举隅［J］．新疆中医药，1994，1（1）：44–46.

［6］杨殿兴．陈治恒运用葛根的临床经验［J］．陕西中医，1992，4（13）：158–159.

［7］王凤岐．中华名医特技集成［M］．北京：中国医药科技出版社，1993.

［8］杨殿兴．重抓两本巧运枢机——陈治恒临证经验浅析［J］．四川中医，1993，11（27）：6–8.

［9］邱德文，沙凤桐．中国名老中医药专家学术经验集［M］．贵阳：贵州科技出版社，1994.

［10］杨殿兴．以局部病变为核心的辨证施治——陈治恒教授医论［J］．成都中医学院学报，1994，3（28）：1–4.

［11］杨殿兴．陈治恒教授学术思想举要［J］．四川中医，1994，5（15）：1–2.

［12］杨殿兴．陈治恒教授治疗妇科病经验举要［J］．中医教育，1996，10（10）：41–42.

［13］李明富．全国高等中医院校著名中医学家学术集成——成都中医药大学中医学家专集［M］．北京：人民卫生出版社，1999.